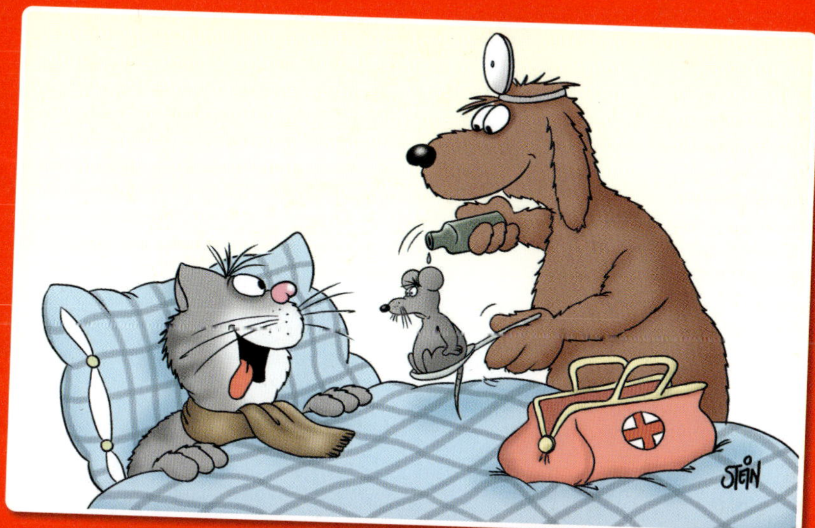
STEIN

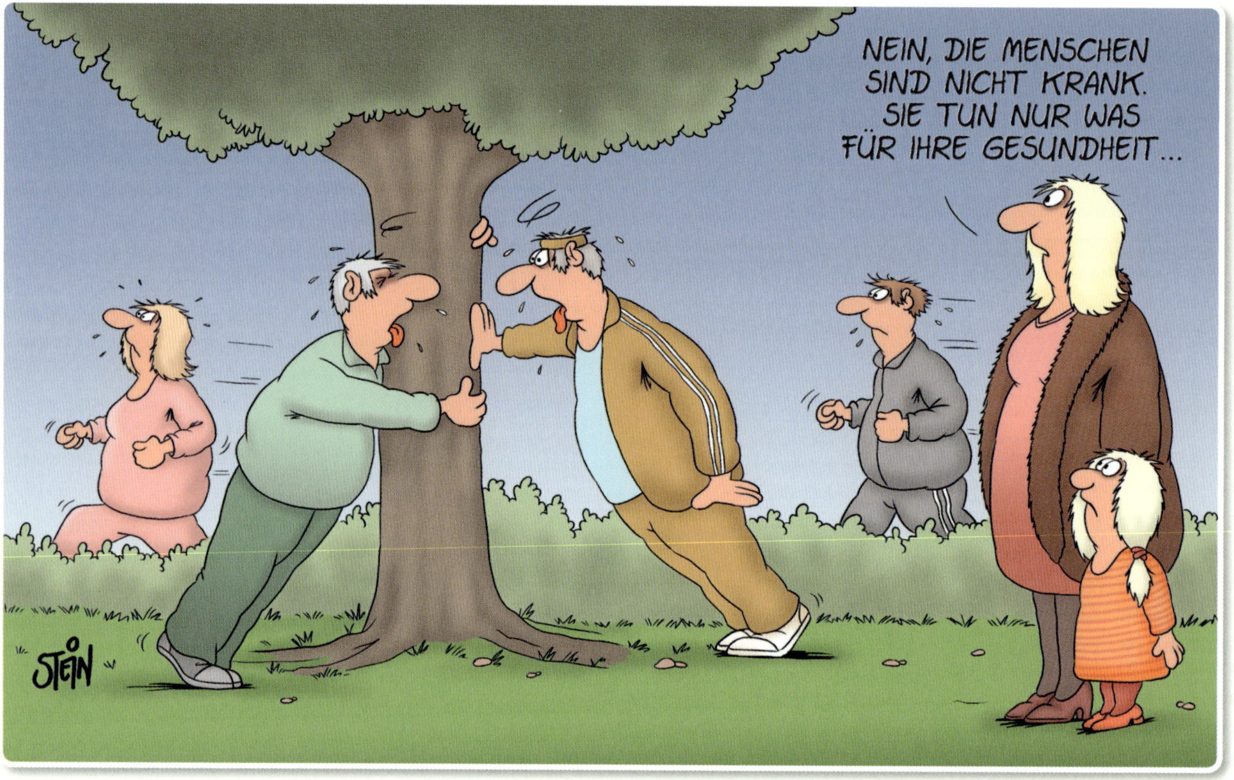
NEIN, DIE MENSCHEN SIND NICHT KRANK. SIE TUN NUR WAS FÜR IHRE GESUNDHEIT...
STEIN

Uli Stein

AUF DIE GESUNDHEIT

FÜR:

LAPPAN

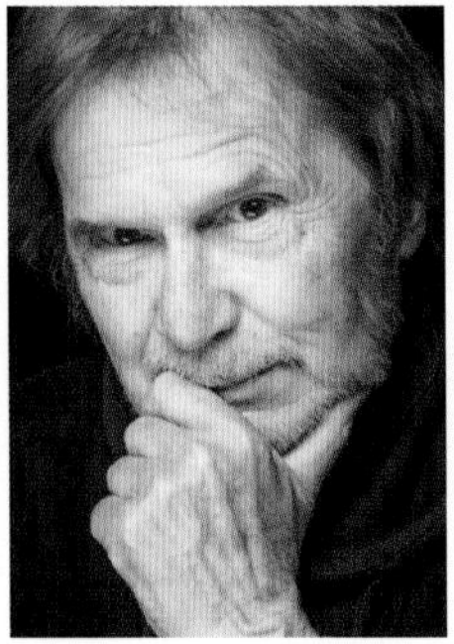
Foto: Iris Klöpper

Uli Stein, 1946 geboren, ist der erfolgreichste und bekannteste Cartoonist Deutschlands. Nach dem Abi studierte er Pädagogik, entschied sich aber kurz vor dem Staatsexamen gegen eine Beamtenlaufbahn und begann, zu fotografieren und zu schreiben. Seine Nonsens- und Satiretexte bescherten ihm eine eigene Sendung beim Saarländischen Rundfunk, bevor er eher nebenbei entdeckte, dass er die Pointen seiner komischen Einfälle mit dem Zeichenstift schneller auf den Punkt bringen konnte als mit vielen Worten. So entstanden seine ersten Cartoons, deren Figuren im Laufe der Jahre zu den unverwechselbaren Charakteren wurden, die heute Millionen Menschen kennen und lieben. Seine Cartoons erschienen zuerst in Zeitungen und Zeitschriften, danach in Büchern und auf zahlreichen Produkten. Allein im deutschsprachigen Raum sind fast 14 Millionen Cartoonbücher von Uli Stein verkauft worden. Er hat damit nachhaltig die Cartoonszene geprägt.

Uli Stein lebte und arbeitete zurückgezogen bei Hannover, seiner Geburtsstadt. In den letzten Jahren tauschte er den Zeichenstift zunehmend gegen die Kamera ein und ging seiner zweiten großen Leidenschaft nach: dem Fotografieren. Mehrere viel beachtete Ausstellungen, aufwendige Fotobände und Kalender dokumentieren auch diese Seite seiner Kreativität.

Im Mittelpunkt seines künstlerischen Schaffens standen immer wieder Tiere, vor allem Hunde, die er leidenschaftlich liebte. 2018 gründete er die „Uli-Stein-Stiftung für Tiere in Not", die sich dem Tierschutz im In- und Ausland verschrieben hat und seine Anliegen weiterführen wird.

1. Auflage 2024

– Originalausgabe –

ISBN 978-3-8303-3695-2

Herstellung, Konzept und Lektorat: Ulrike Boekhoff

Triff uns auf facebook.com/lappanverlag
und auf instagram.com/lappanverlag • www.lappan.de

FSC
www.fsc.org
MIX
Papier | Fördert gute Waldnutzung
FSC® C002795

Wir produzieren nachhaltig
- Klimaneutrales Produkt
- Papiere aus nachhaltigen und kontrollierten Quellen
- Hergestellt in Europa

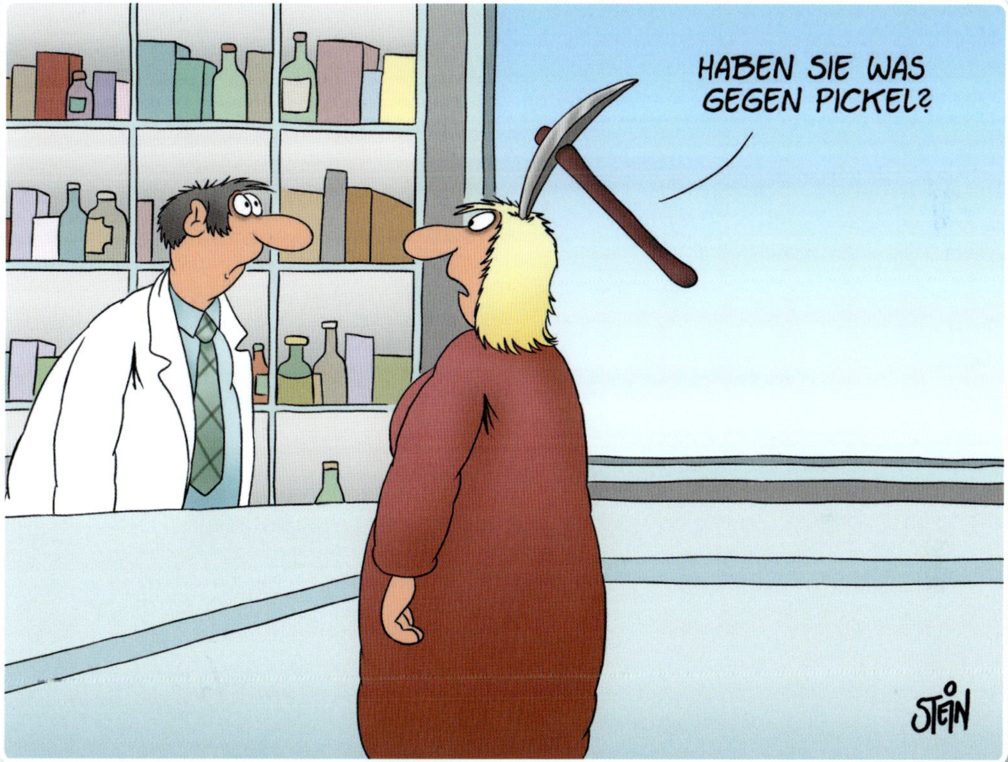
HABEN SIE WAS GEGEN PICKEL?
STEIN

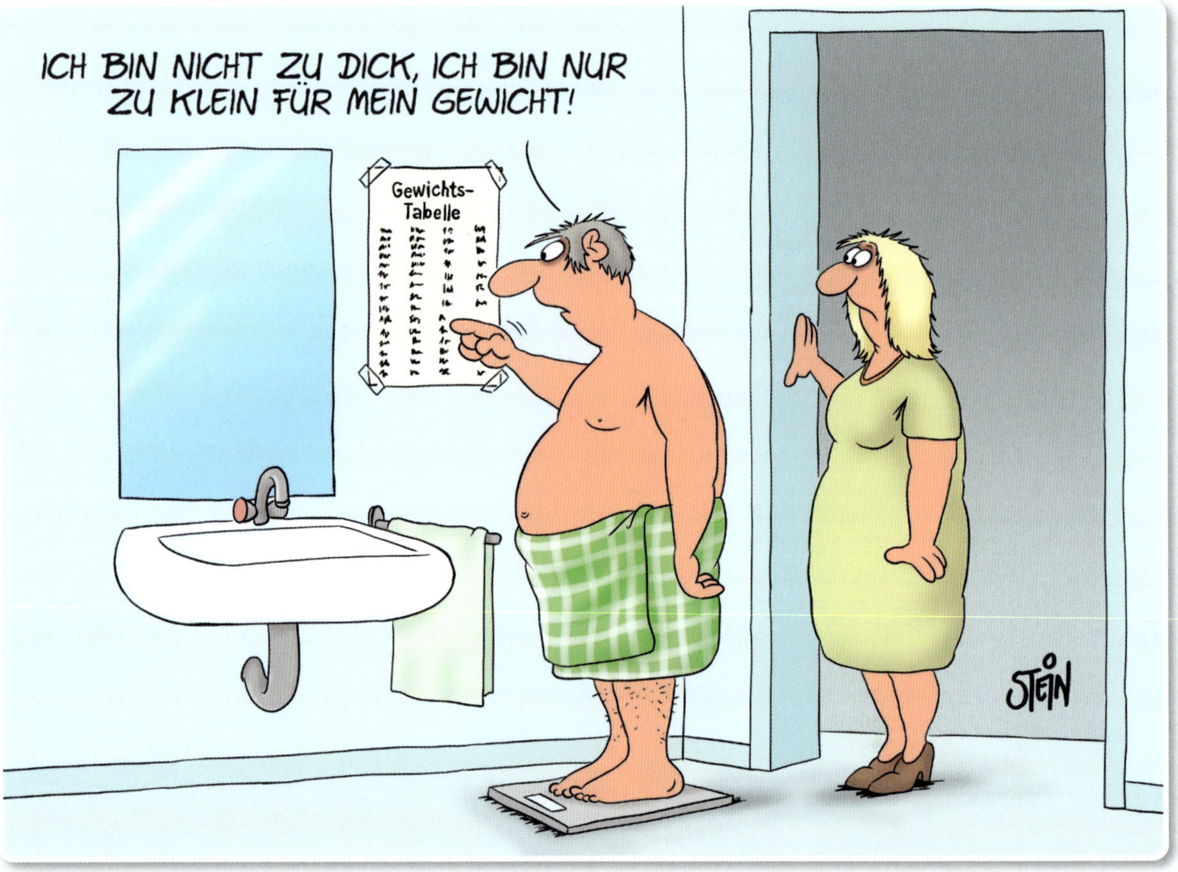
ICH BIN NICHT ZU DICK, ICH BIN NUR ZU KLEIN FÜR MEIN GEWICHT!
Gewichts-Tabelle
STEIN

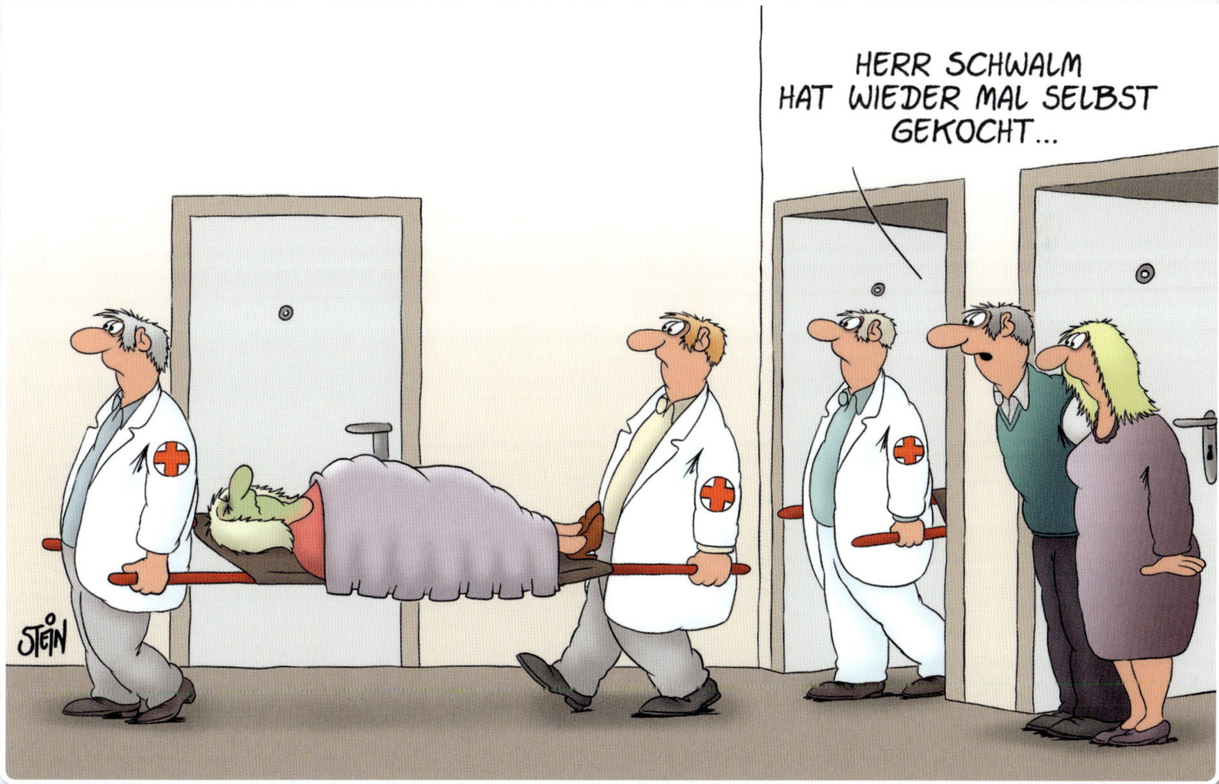
HERR SCHWALM
HAT WIEDER MAL SELBST
GEKOCHT...
STEIN

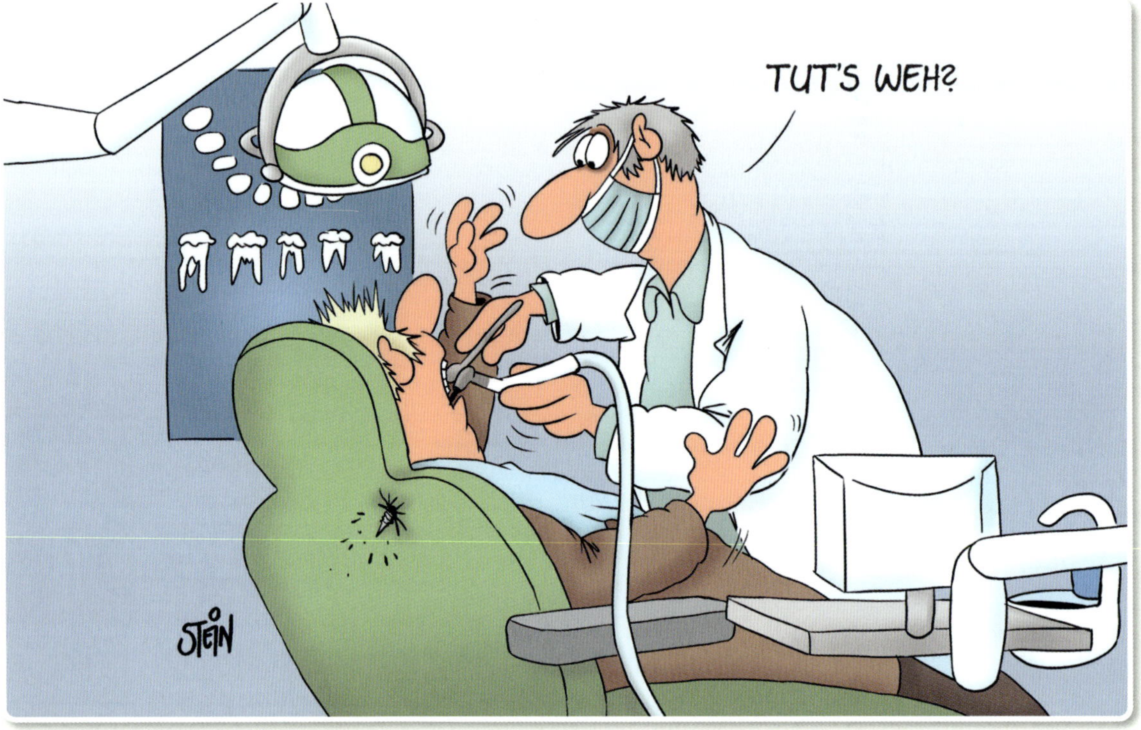
TUT'S WEH?
STEIN

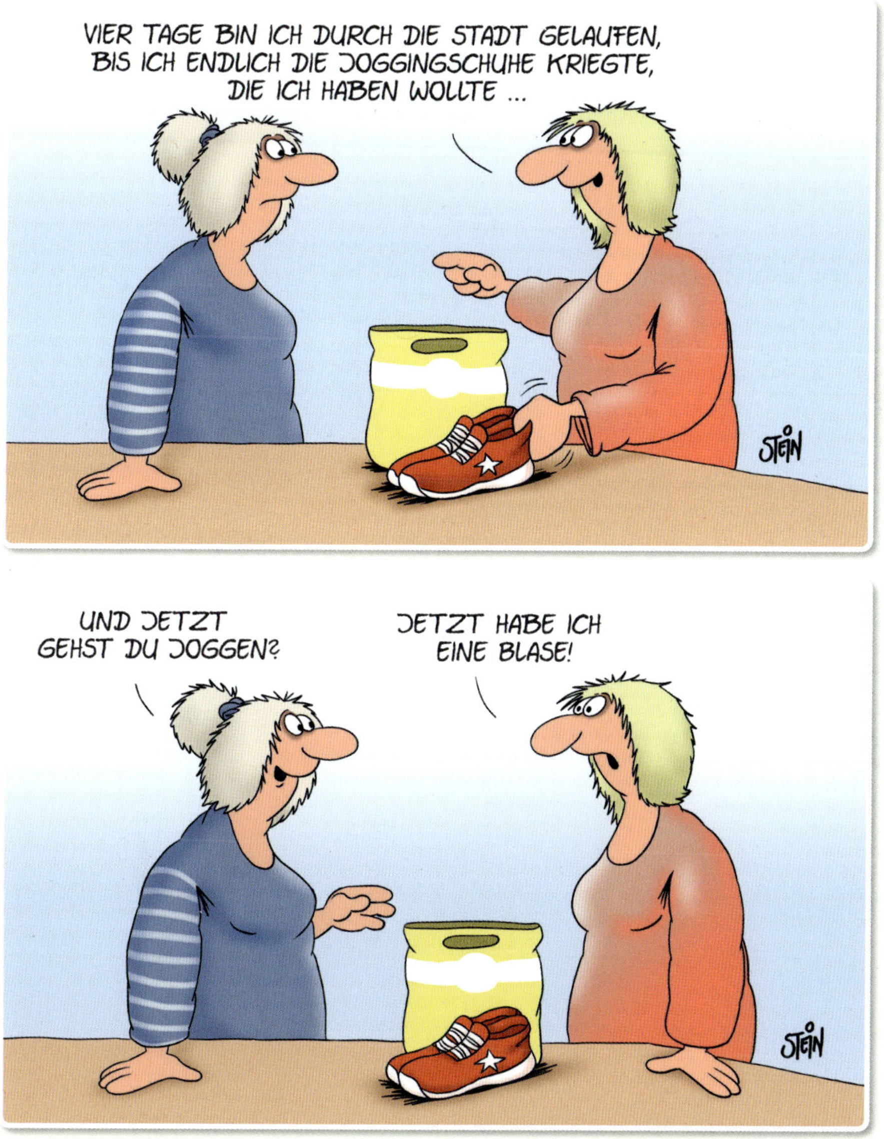
VIER TAGE BIN ICH DURCH DIE STADT GELAUFEN, BIS ICH ENDLICH DIE JOGGINGSCHUHE KRIEGTE, DIE ICH HABEN WOLLTE ...
STEIN
UND JETZT GEHST DU JOGGEN?
JETZT HABE ICH EINE BLASE!
STEIN

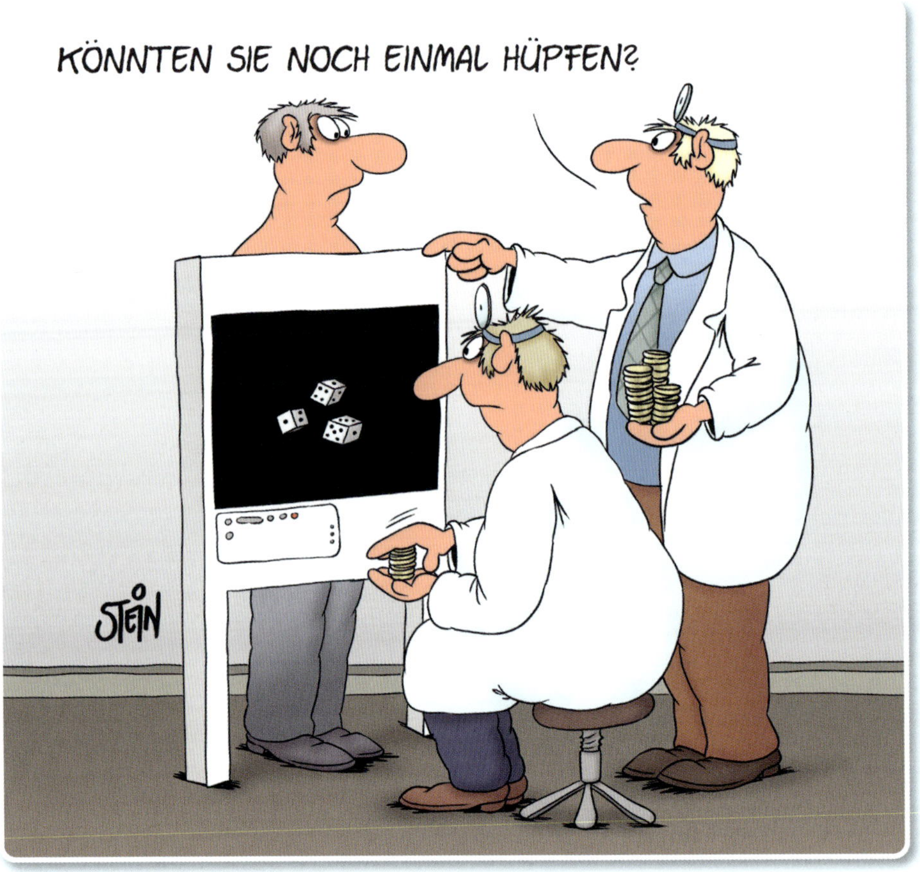
KÖNNTEN SIE NOCH EINMAL HÜPFEN?
STEIN

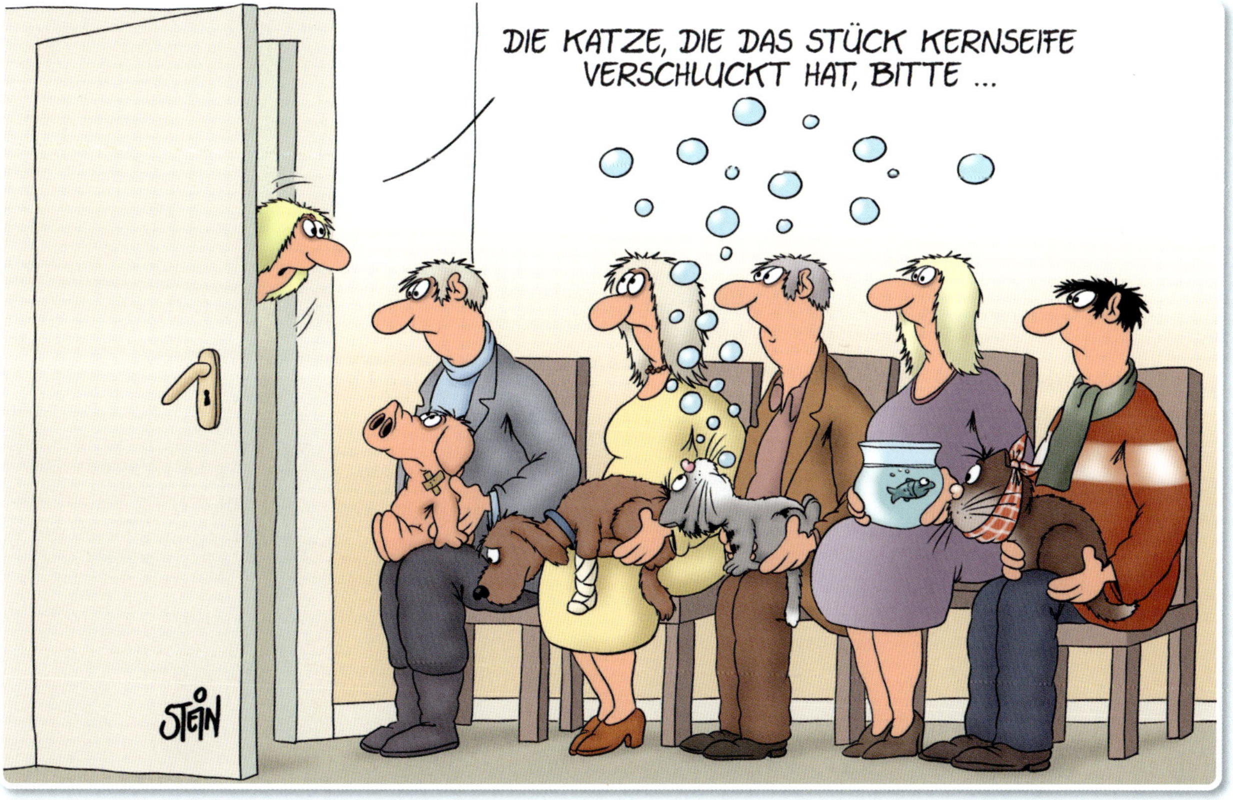
DIE KATZE, DIE DAS STÜCK KERNSEIFE VERSCHLUCKT HAT, BITTE ...
STEIN

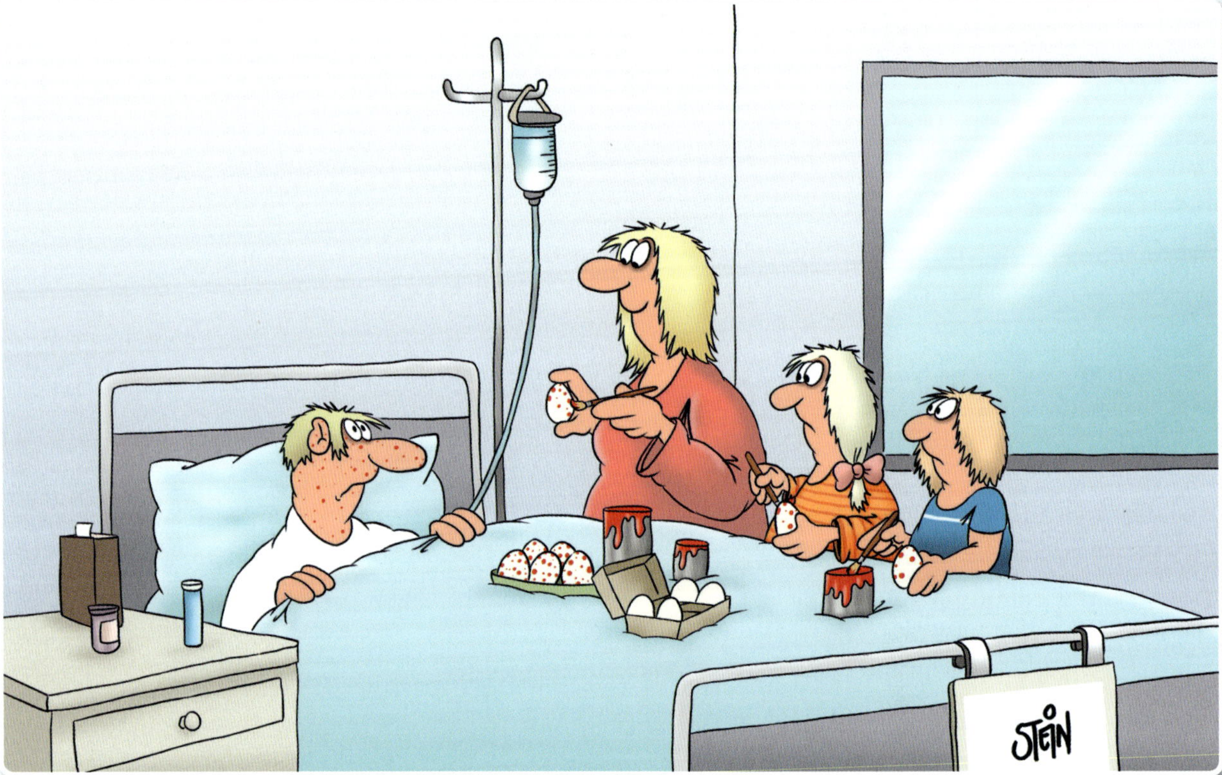
STEIN

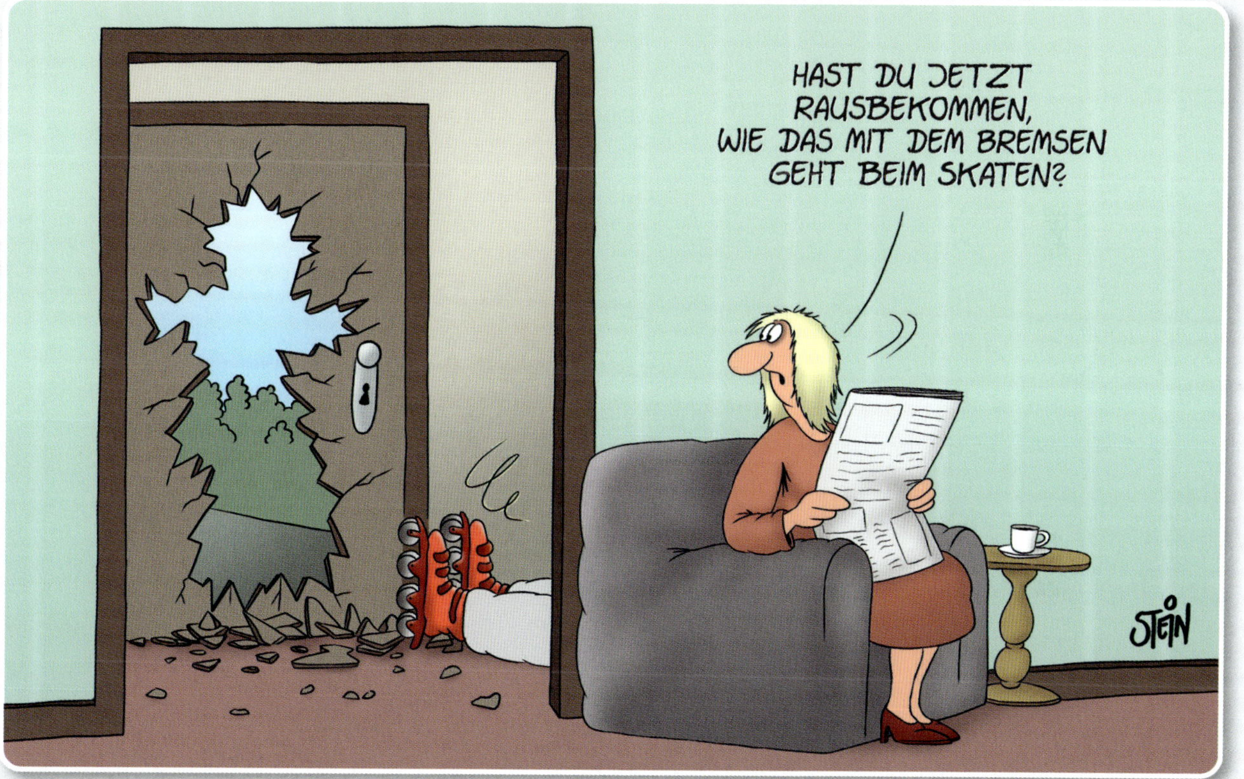
HAST DU JETZT RAUSBEKOMMEN, WIE DAS MIT DEM BREMSEN GEHT BEIM SKATEN?
STEIN

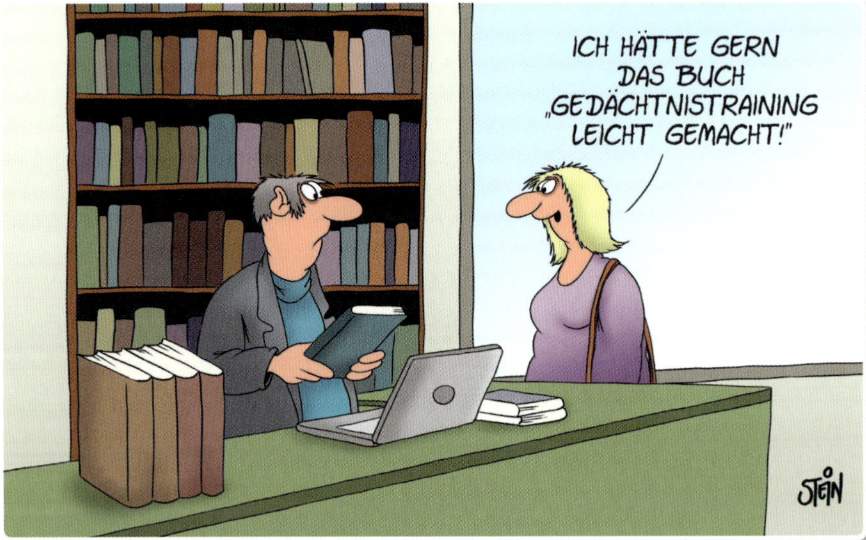
ICH HÄTTE GERN DAS BUCH „GEDÄCHTNISTRAINING LEICHT GEMACHT!"
STEIN

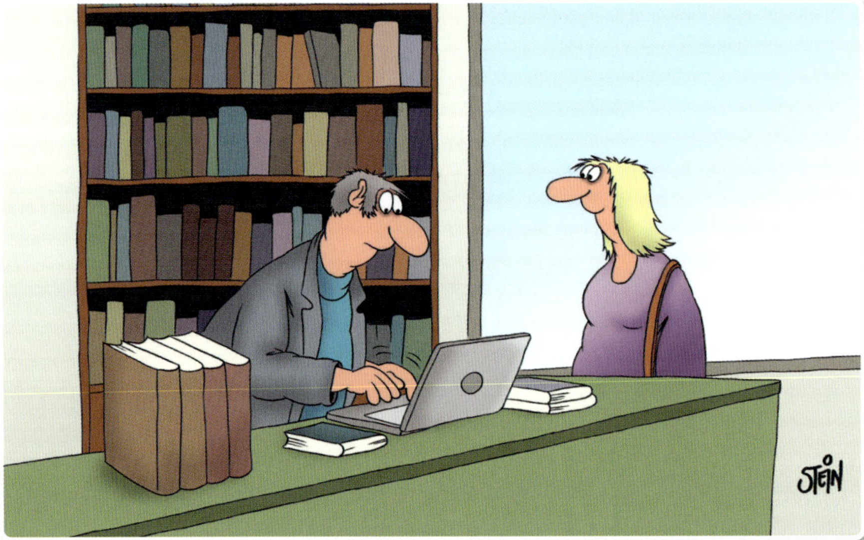
STEIN

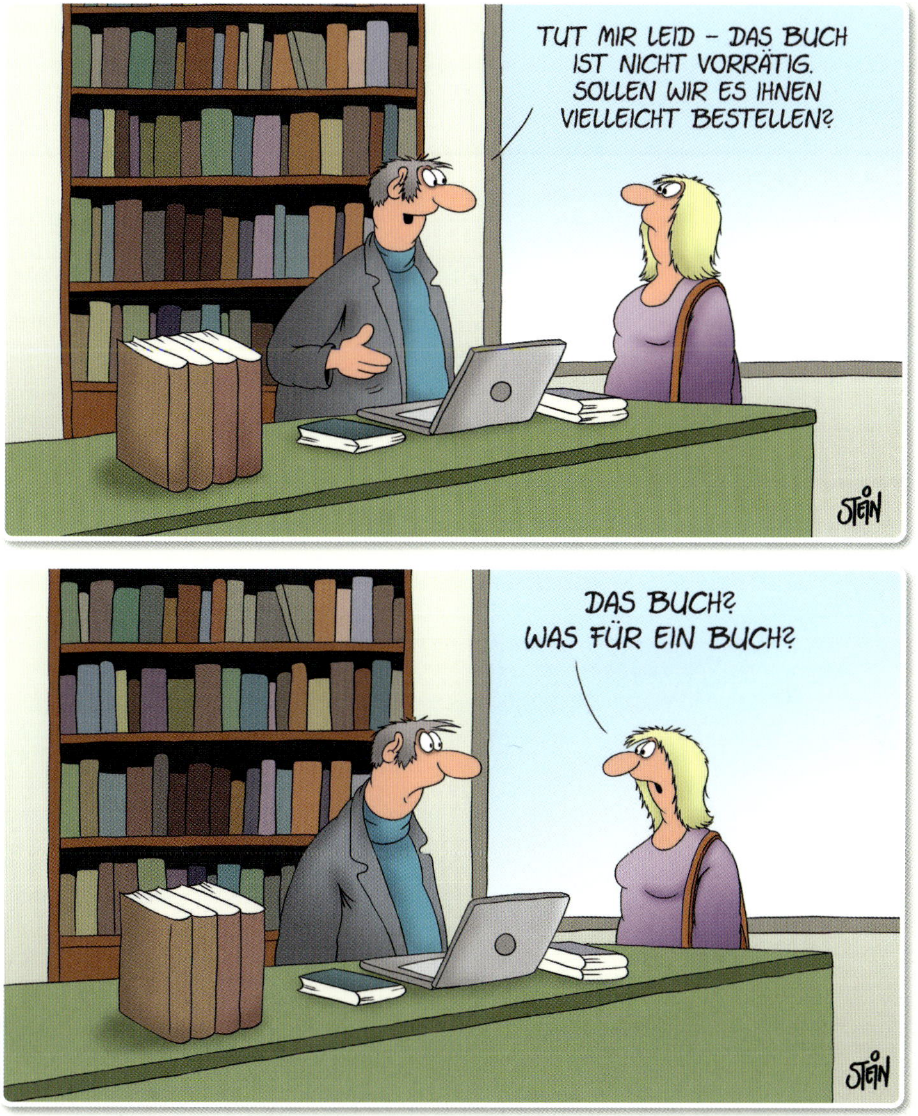
TUT MIR LEID – DAS BUCH IST NICHT VORRÄTIG. SOLLEN WIR ES IHNEN VIELLEICHT BESTELLEN?
STEIN
DAS BUCH? WAS FÜR EIN BUCH?
STEIN

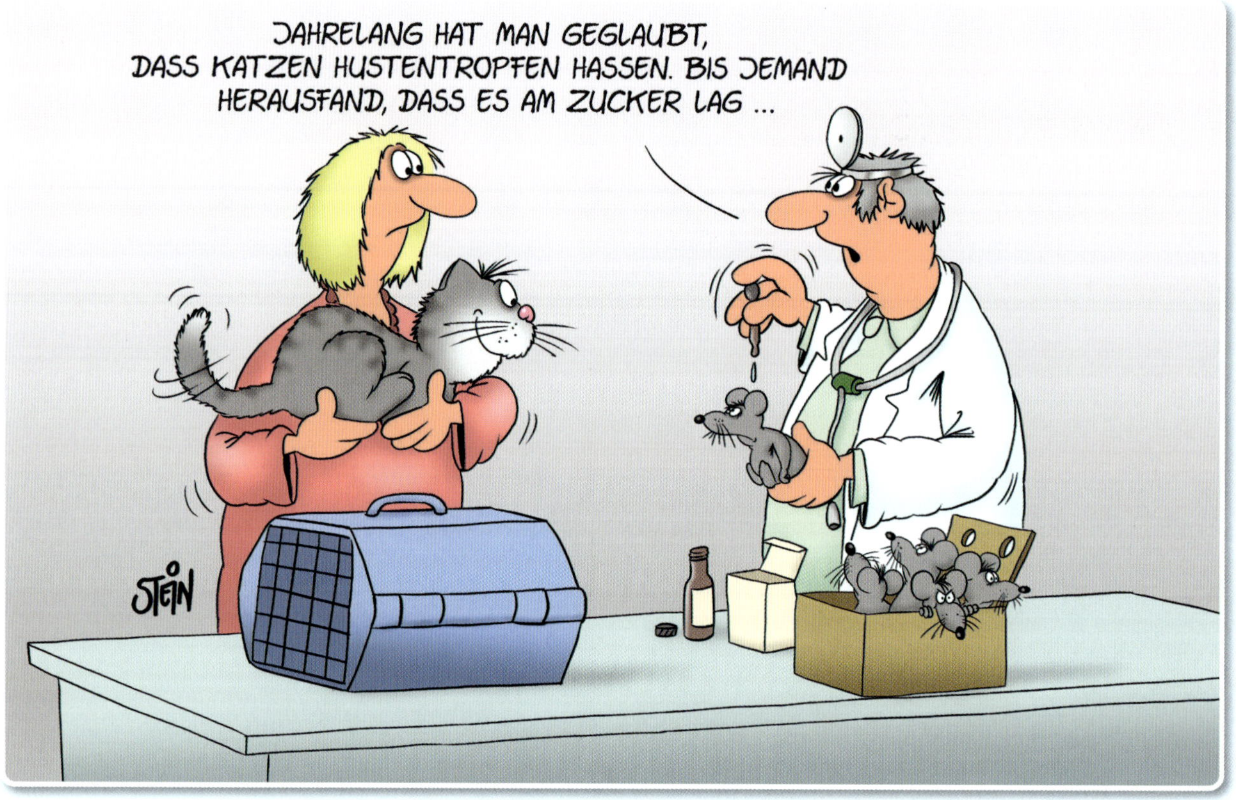
JAHRELANG HAT MAN GEGLAUBT,
DASS KATZEN HUSTENTROPFEN HASSEN. BIS JEMAND
HERAUSFAND, DASS ES AM ZUCKER LAG ...
STEIN

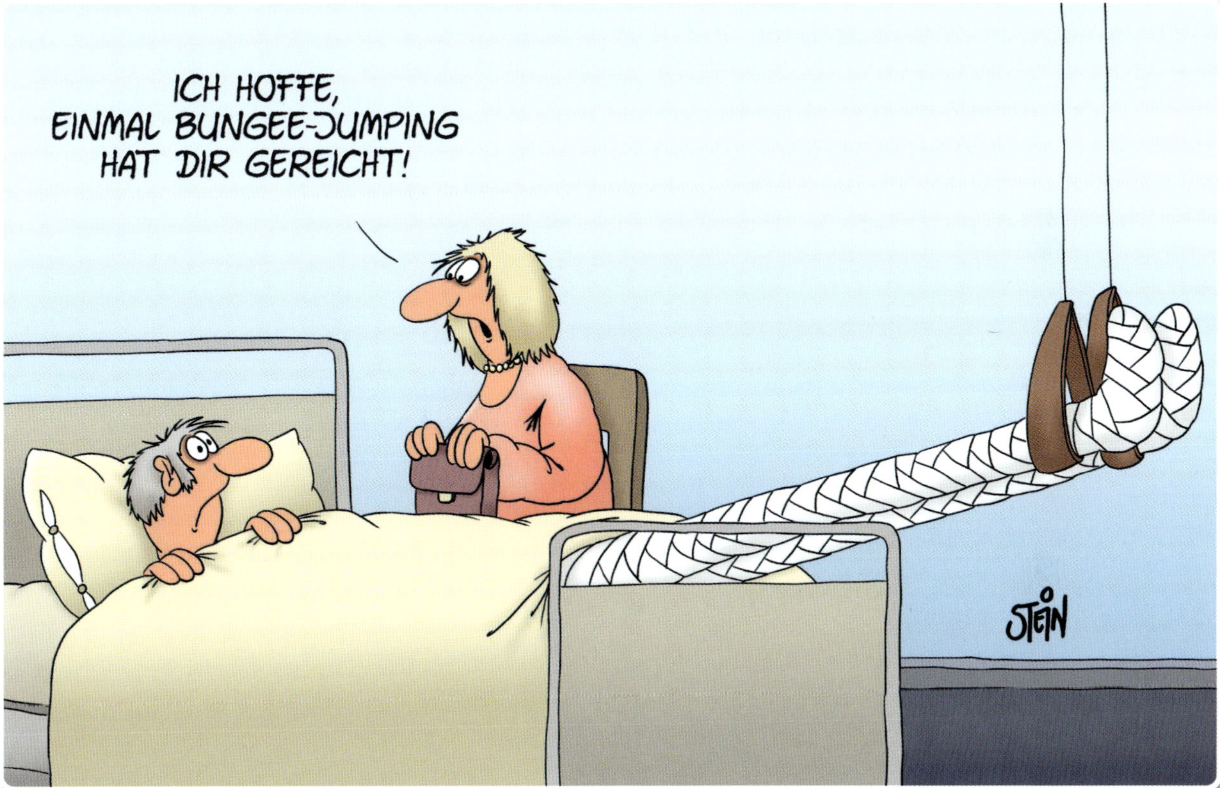
ICH HOFFE,
EINMAL BUNGEE-JUMPING
HAT DIR GEREICHT!
STEIN

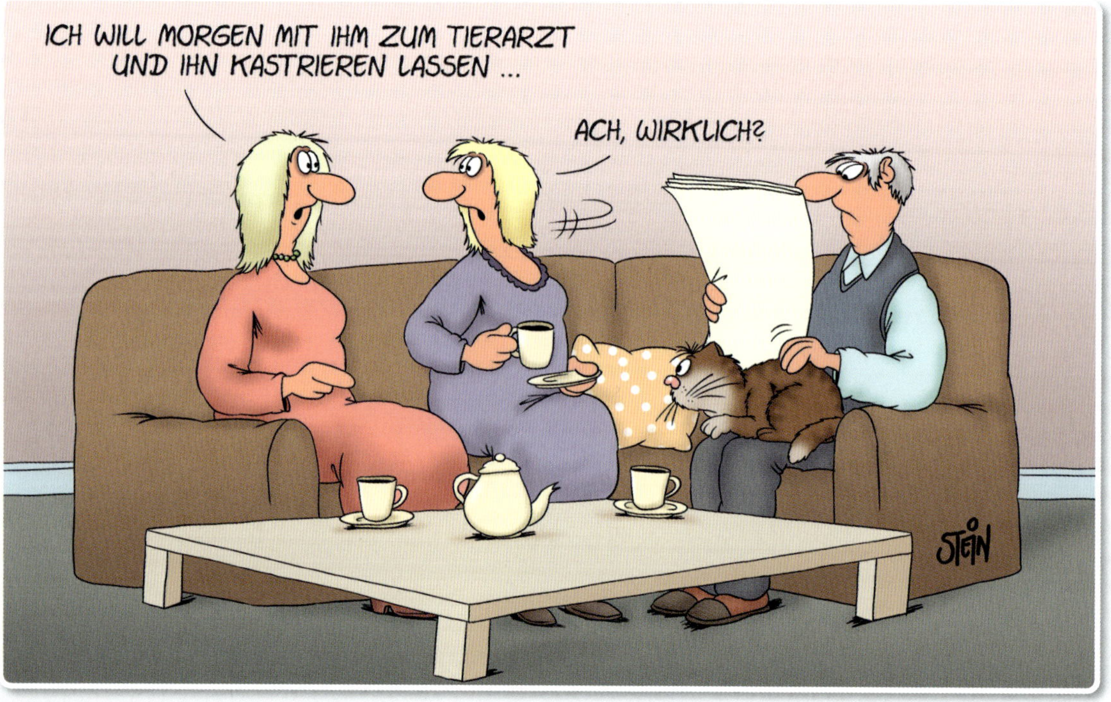
ICH WILL MORGEN MIT IHM ZUM TIERARZT UND IHN KASTRIEREN LASSEN ...
ACH, WIRKLICH?
STEIN

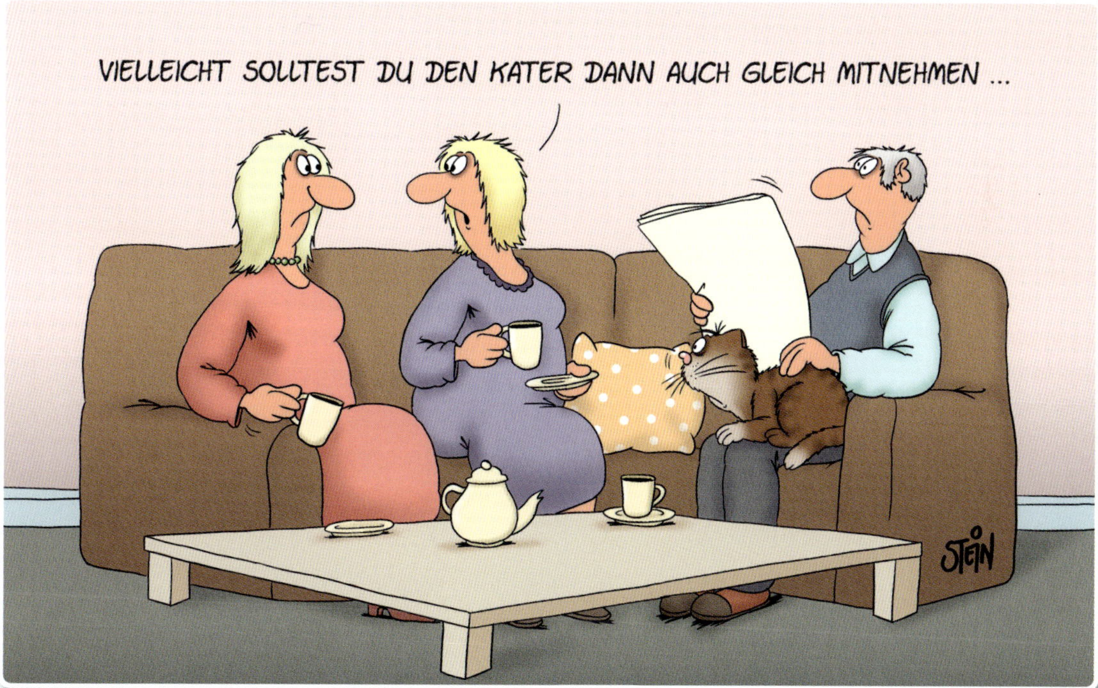
VIELLEICHT SOLLTEST DU DEN KATER DANN AUCH GLEICH MITNEHMEN …
STEIN

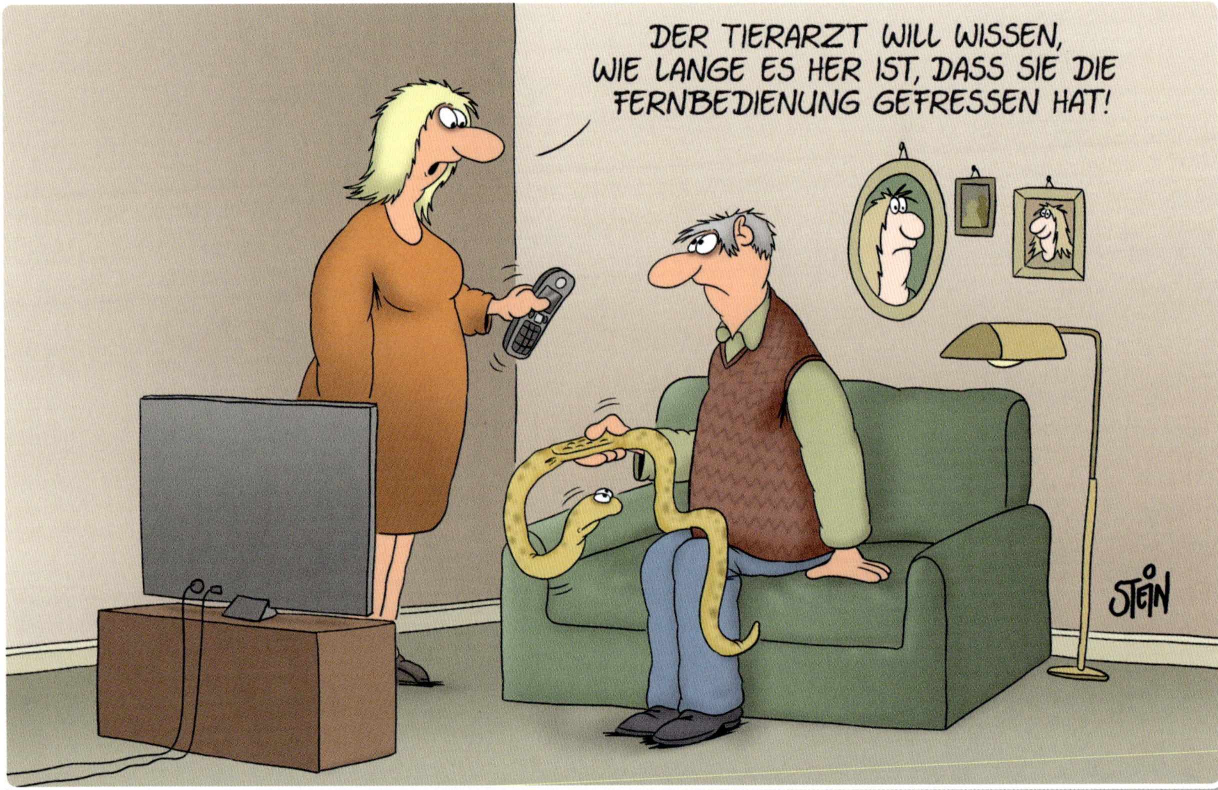
DER TIERARZT WILL WISSEN, WIE LANGE ES HER IST, DASS SIE DIE FERNBEDIENUNG GEFRESSEN HAT!
STEIN

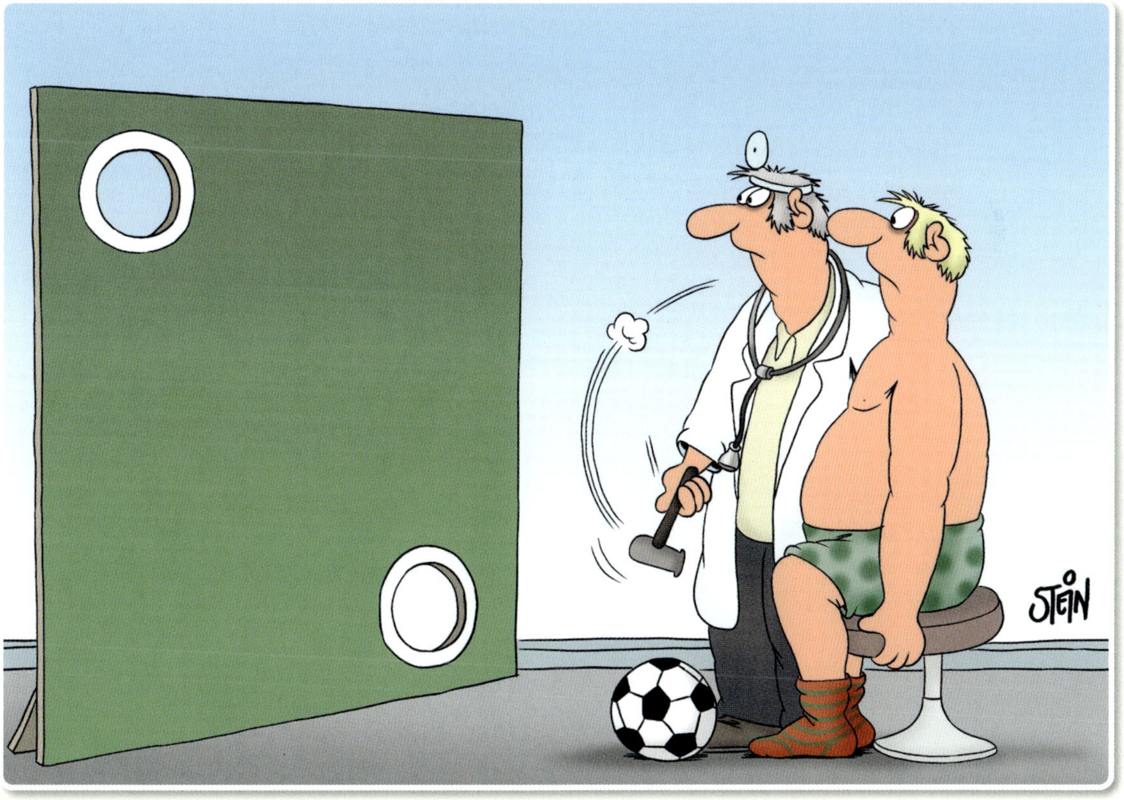
STEIN

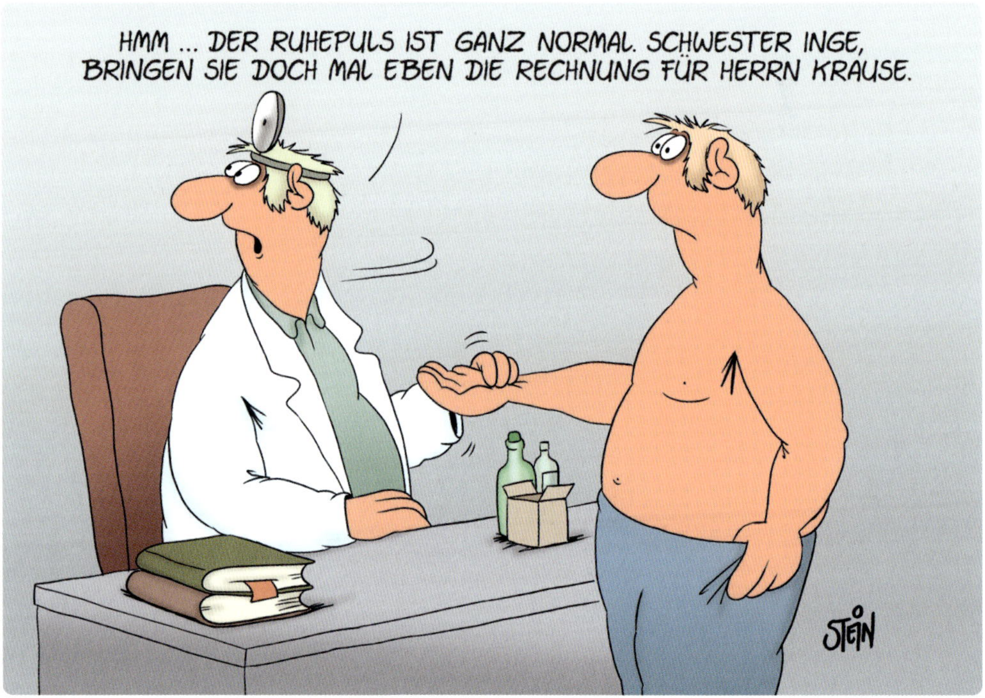
HMM ... DER RUHEPULS IST GANZ NORMAL. SCHWESTER INGE,
BRINGEN SIE DOCH MAL EBEN DIE RECHNUNG FÜR HERRN KRAUSE.
STEIN

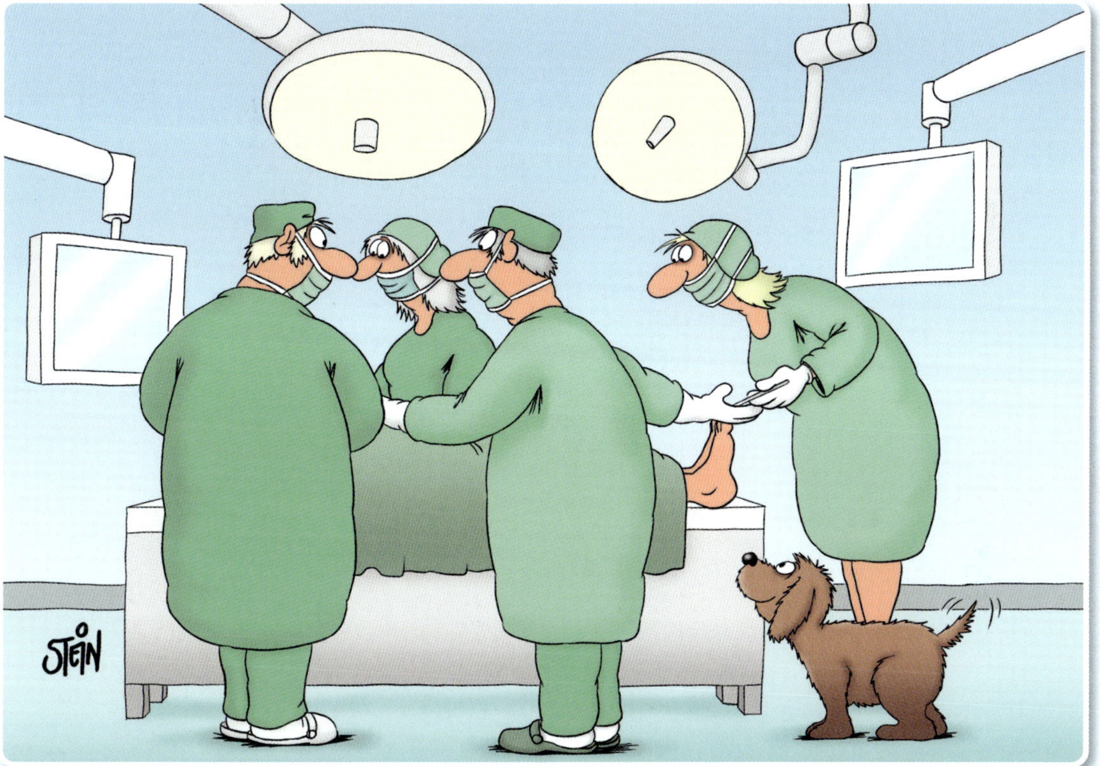
STEIN

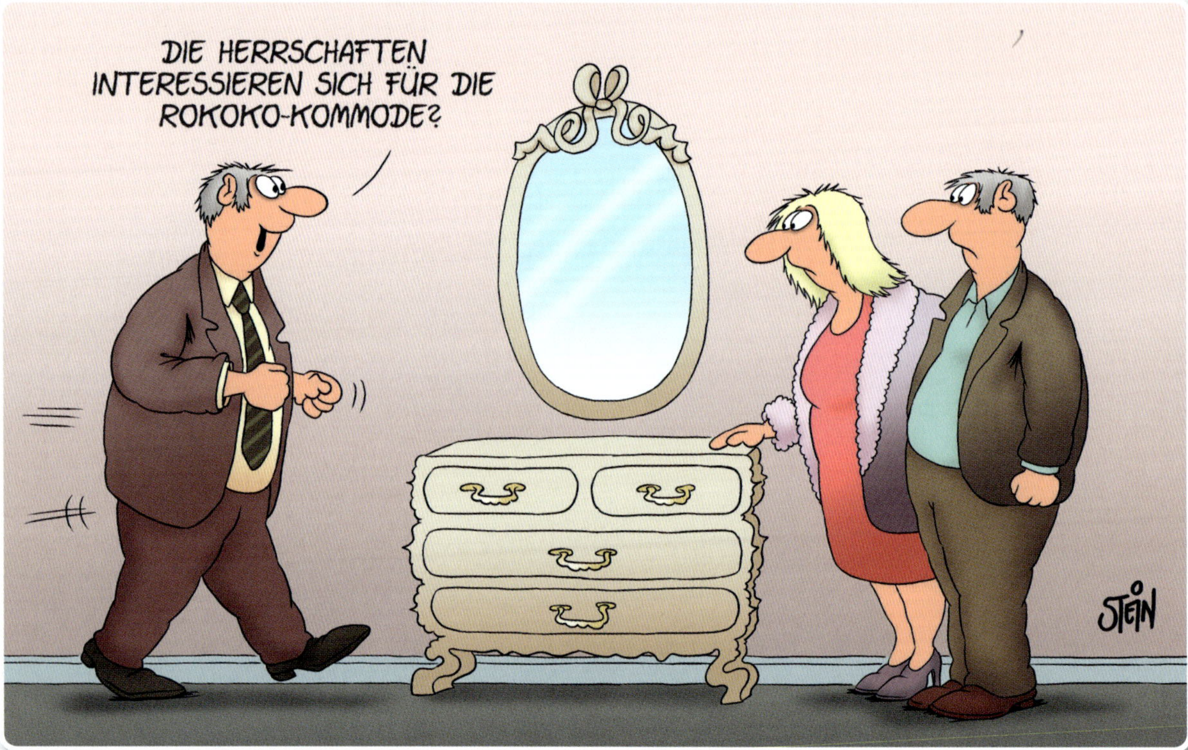
DIE HERRSCHAFTEN INTERESSIEREN SICH FÜR DIE ROKOKO-KOMMODE?
STEIN

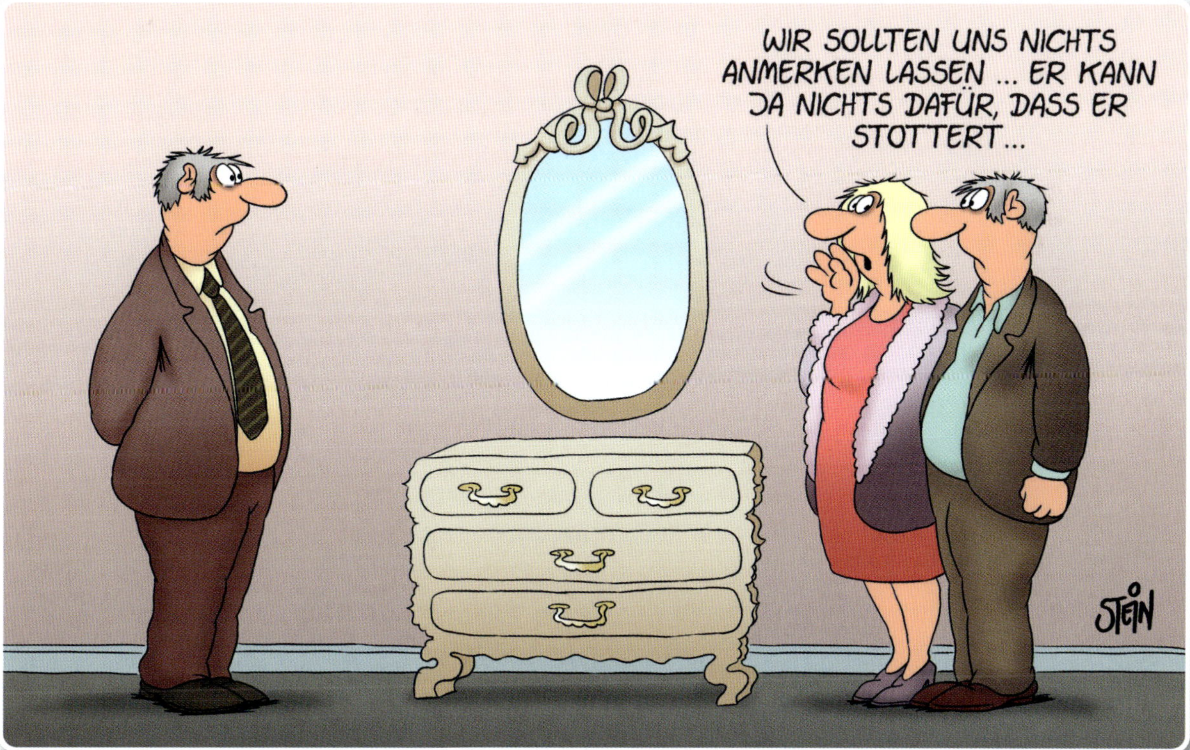
WIR SOLLTEN UNS NICHTS ANMERKEN LASSEN ... ER KANN JA NICHTS DAFÜR, DASS ER STOTTERT...
STEIN

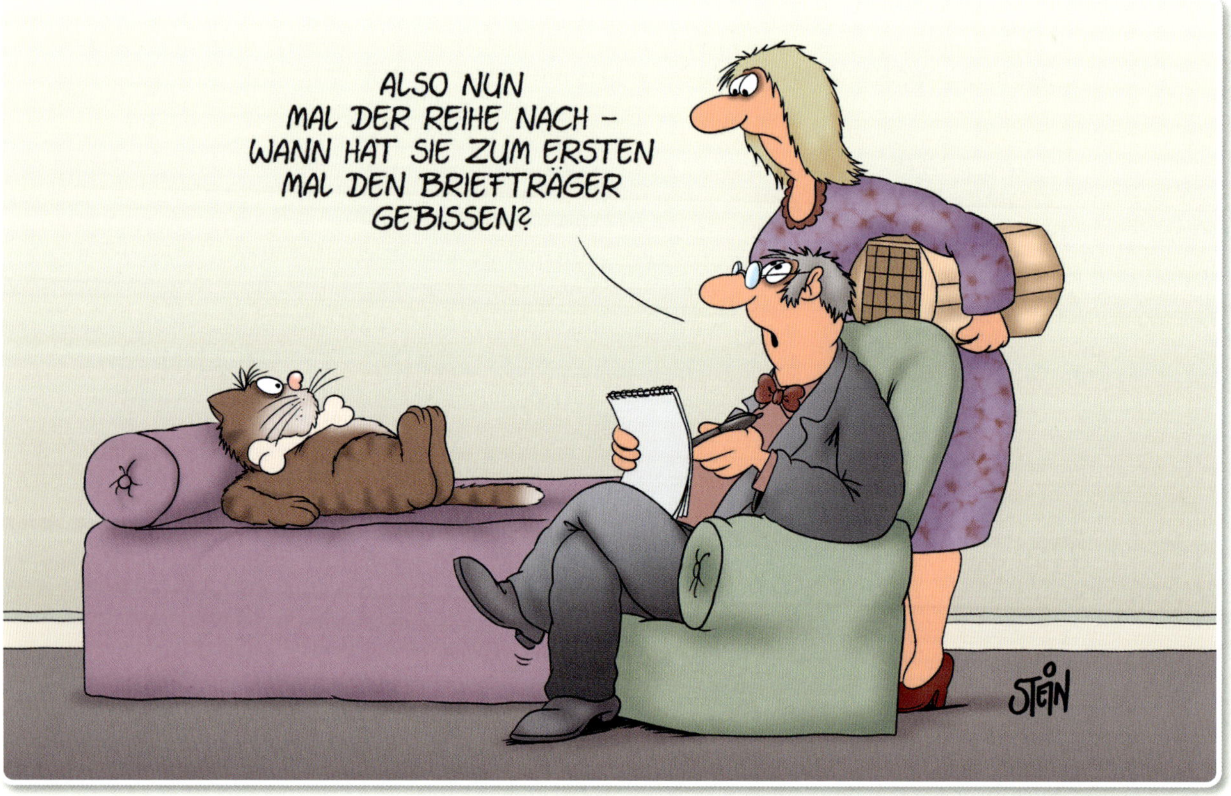
ALSO NUN MAL DER REIHE NACH – WANN HAT SIE ZUM ERSTEN MAL DEN BRIEFTRÄGER GEBISSEN?
STEIN

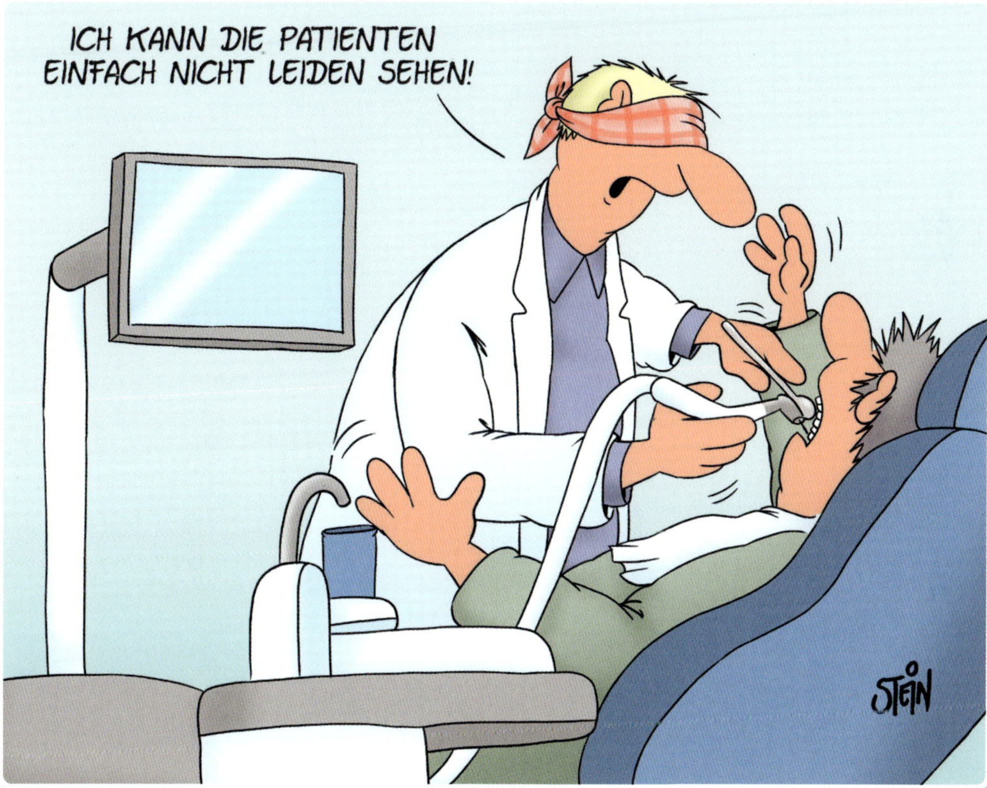
ICH KANN DIE PATIENTEN
EINFACH NICHT LEIDEN SEHEN!
STEIN

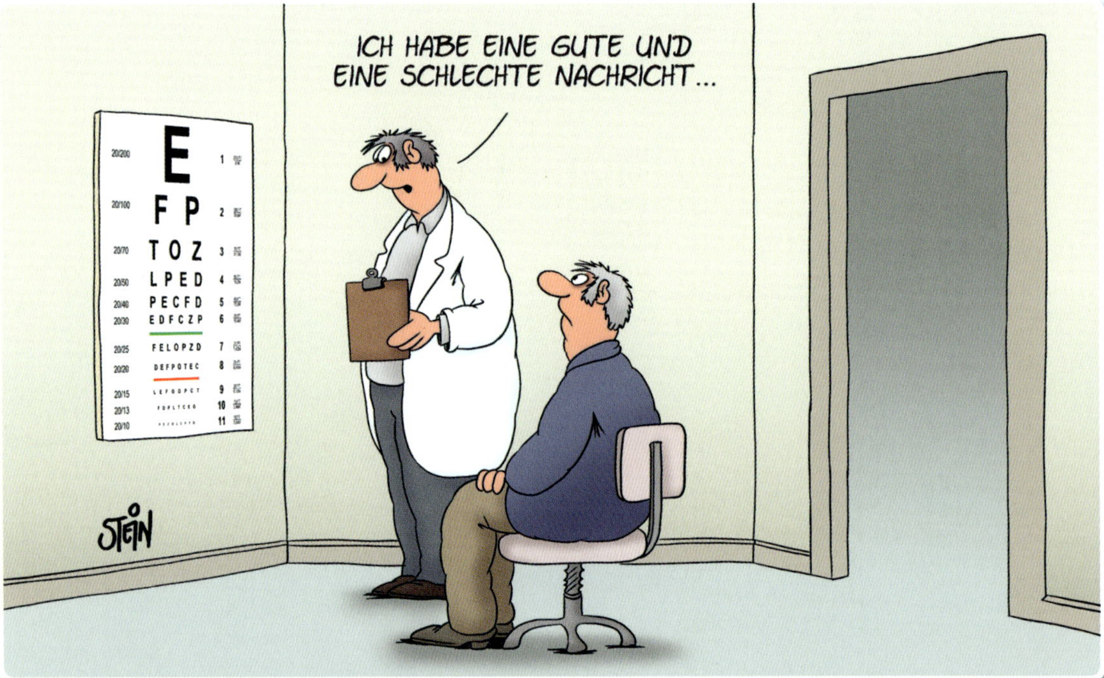
ICH HABE EINE GUTE UND
EINE SCHLECHTE NACHRICHT...
STEIN

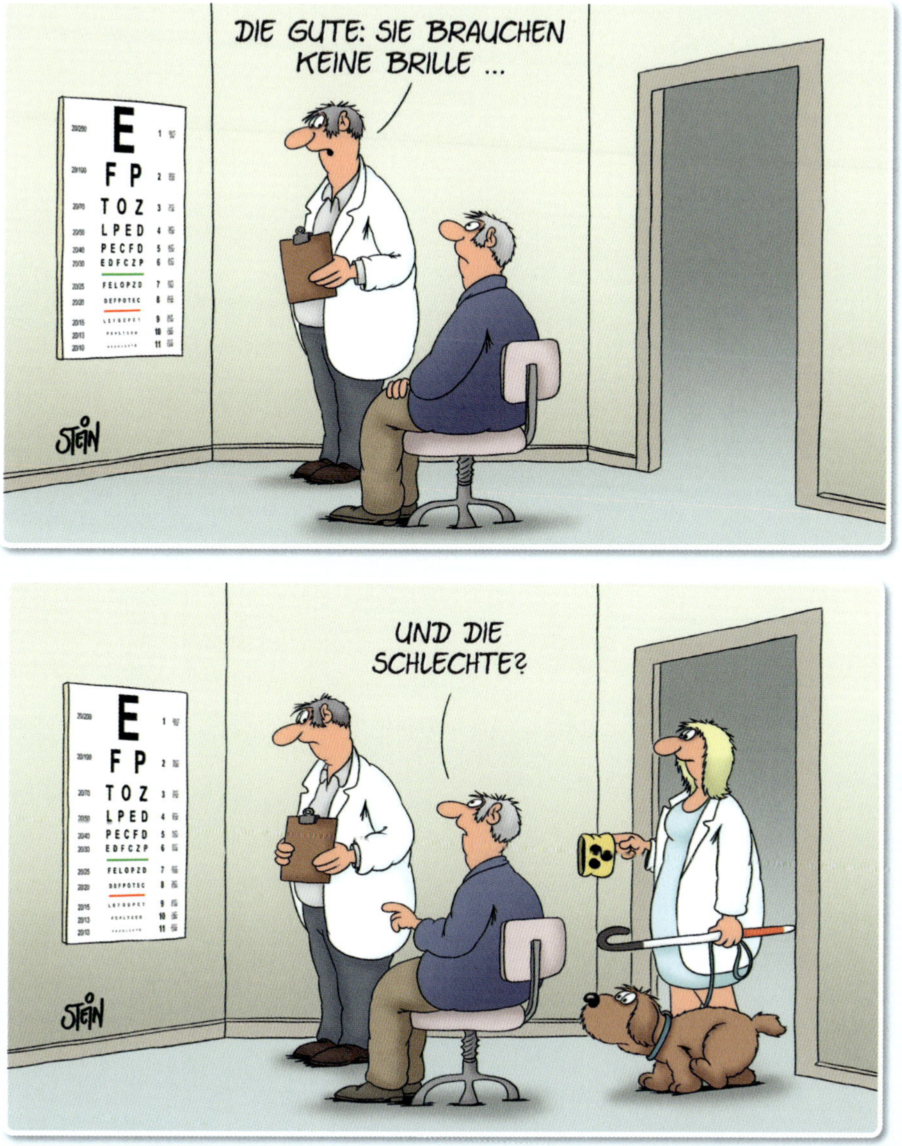
DIE GUTE: SIE BRAUCHEN KEINE BRILLE ...
STEIN
UND DIE SCHLECHTE?
STEIN

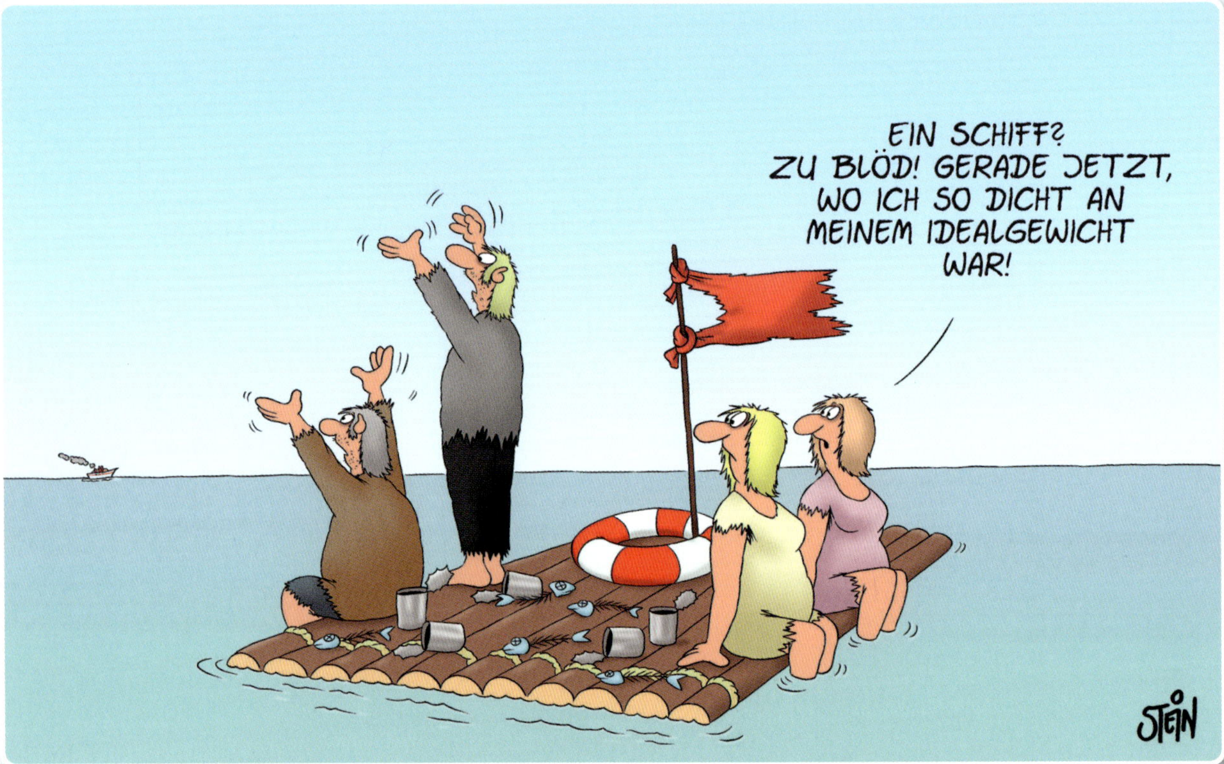
EIN SCHIFF?
ZU BLÖD! GERADE JETZT,
WO ICH SO DICHT AN
MEINEM IDEALGEWICHT
WAR!
STEIN

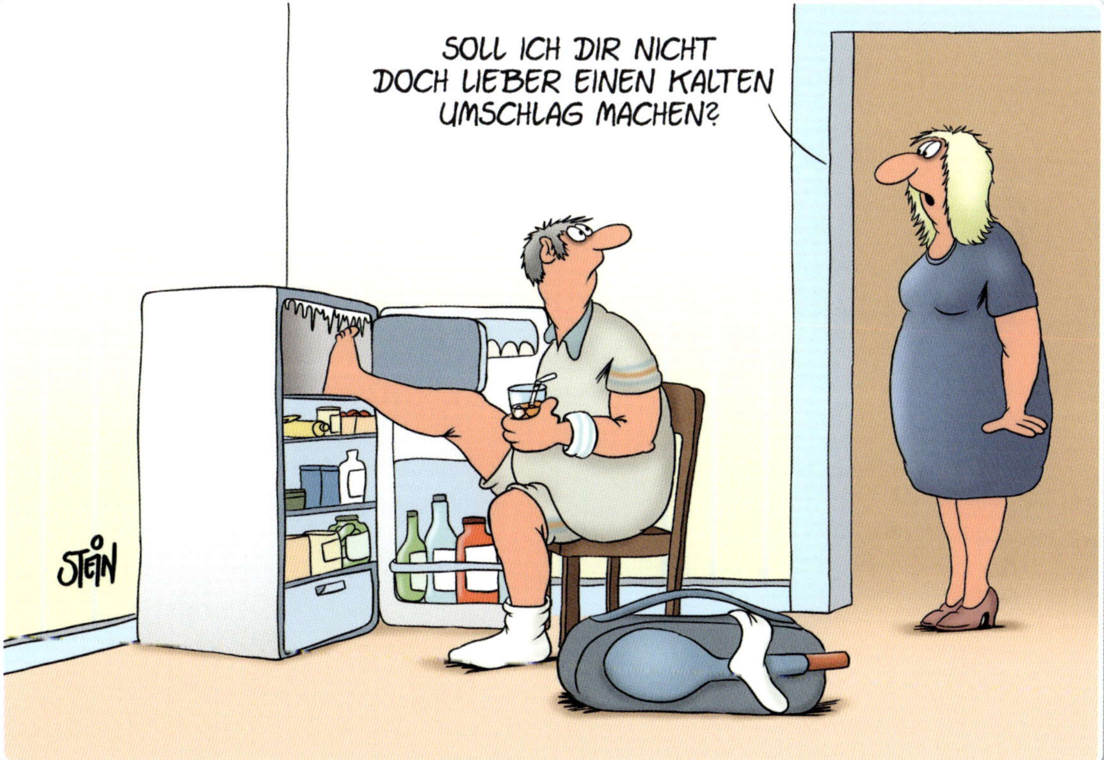
SOLL ICH DIR NICHT DOCH LIEBER EINEN KALTEN UMSCHLAG MACHEN?
STEIN

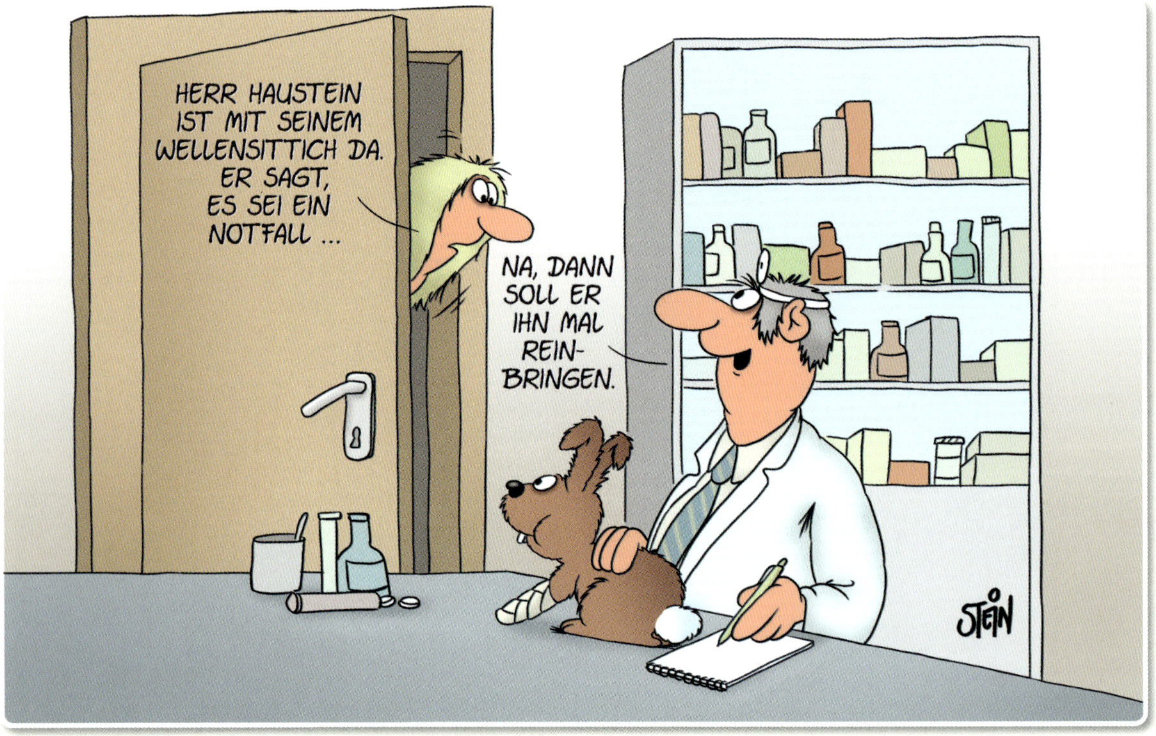
HERR HAUSTEIN IST MIT SEINEM WELLENSITTICH DA. ER SAGT, ES SEI EIN NOTFALL ...
NA, DANN SOLL ER IHN MAL REIN-BRINGEN.
STEIN

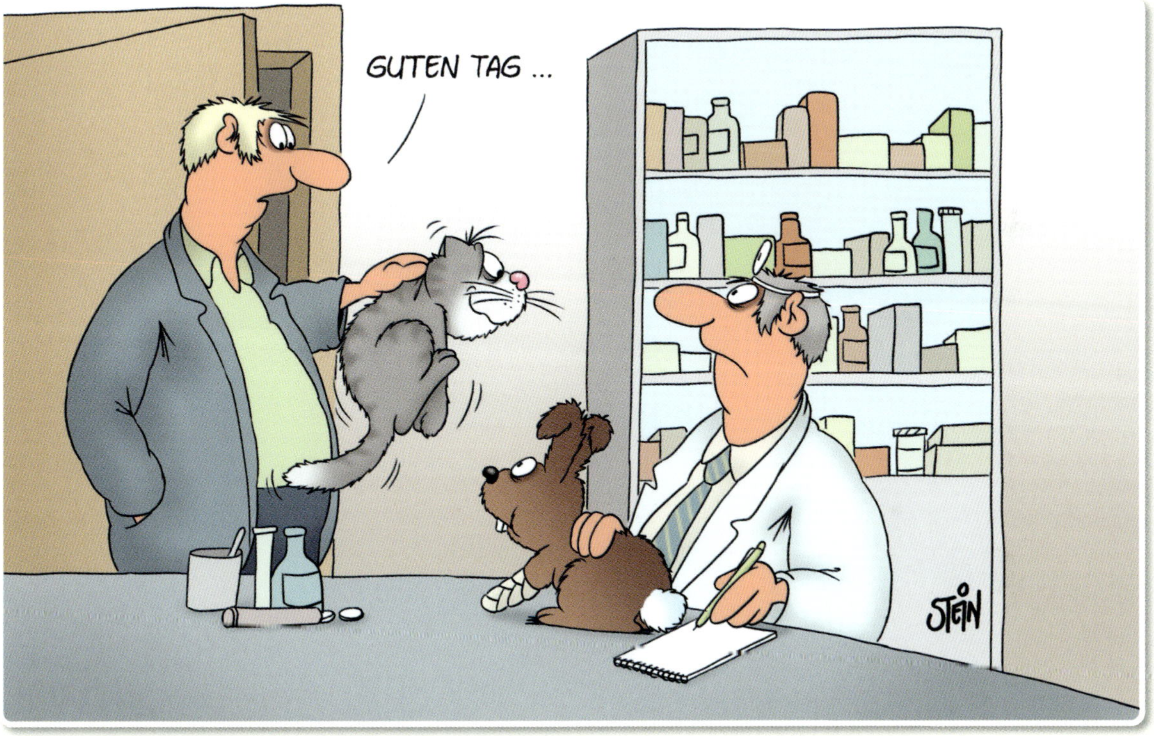
GUTEN TAG ...
STEIN

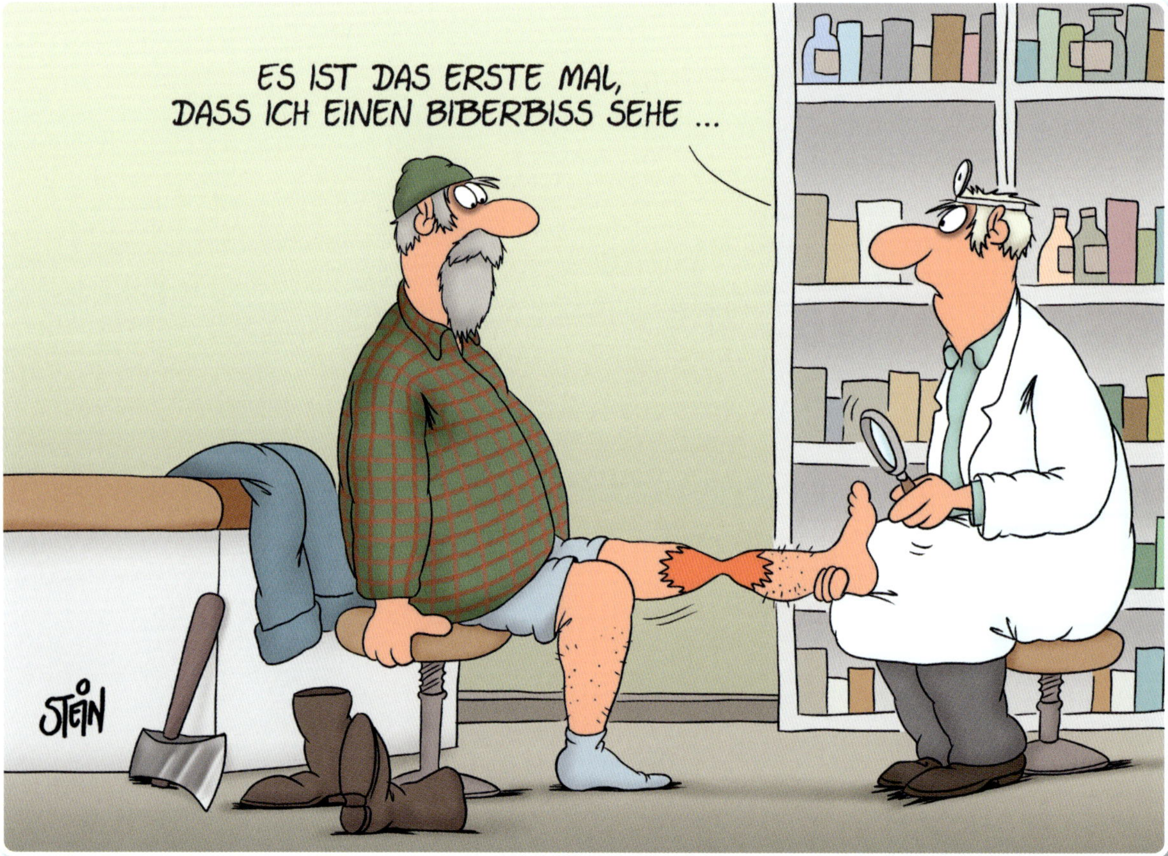
ES IST DAS ERSTE MAL,
DASS ICH EINEN BIBERBISS SEHE ...
STEIN

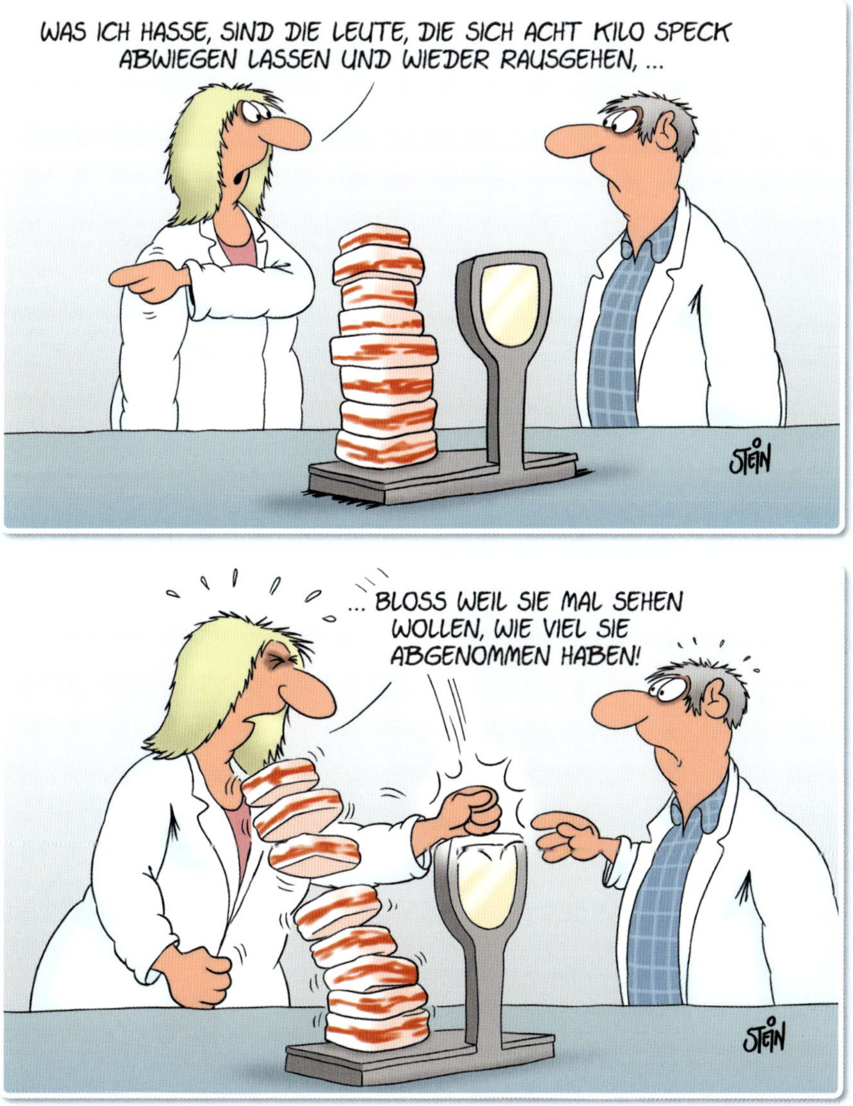
WAS ICH HASSE, SIND DIE LEUTE, DIE SICH ACHT KILO SPECK ABWIEGEN LASSEN UND WIEDER RAUSGEHEN, ...
STEIN
... BLOSS WEIL SIE MAL SEHEN WOLLEN, WIE VIEL SIE ABGENOMMEN HABEN!
STEIN

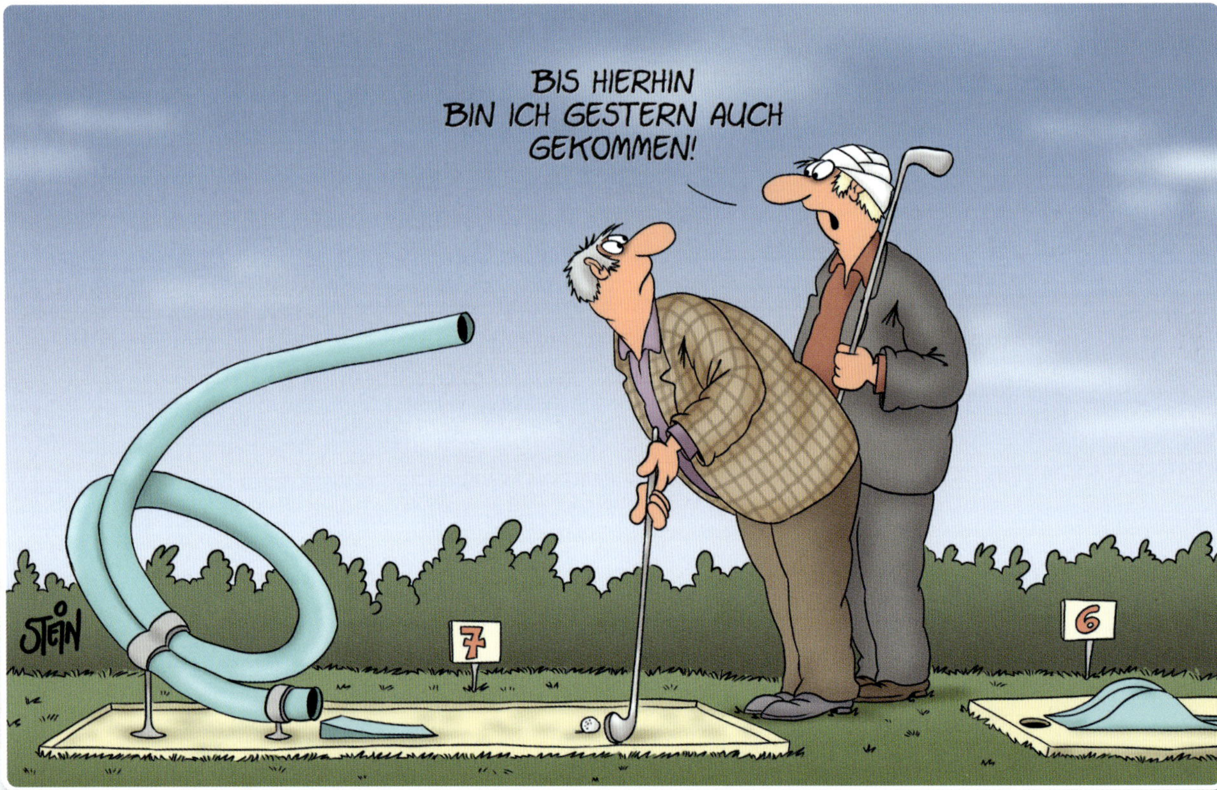
BIS HIERHIN
BIN ICH GESTERN AUCH
GEKOMMEN!
STEIN
7
6

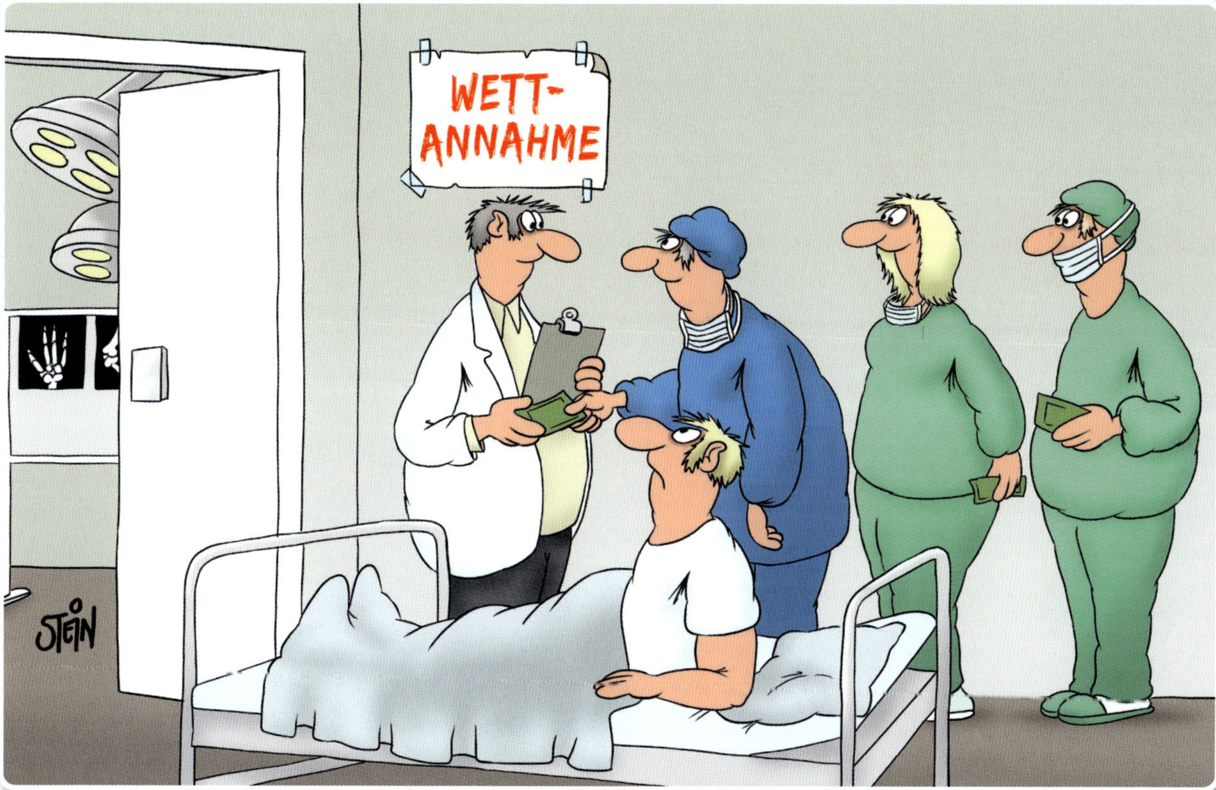
WETT-
ANNAHME
STEIN

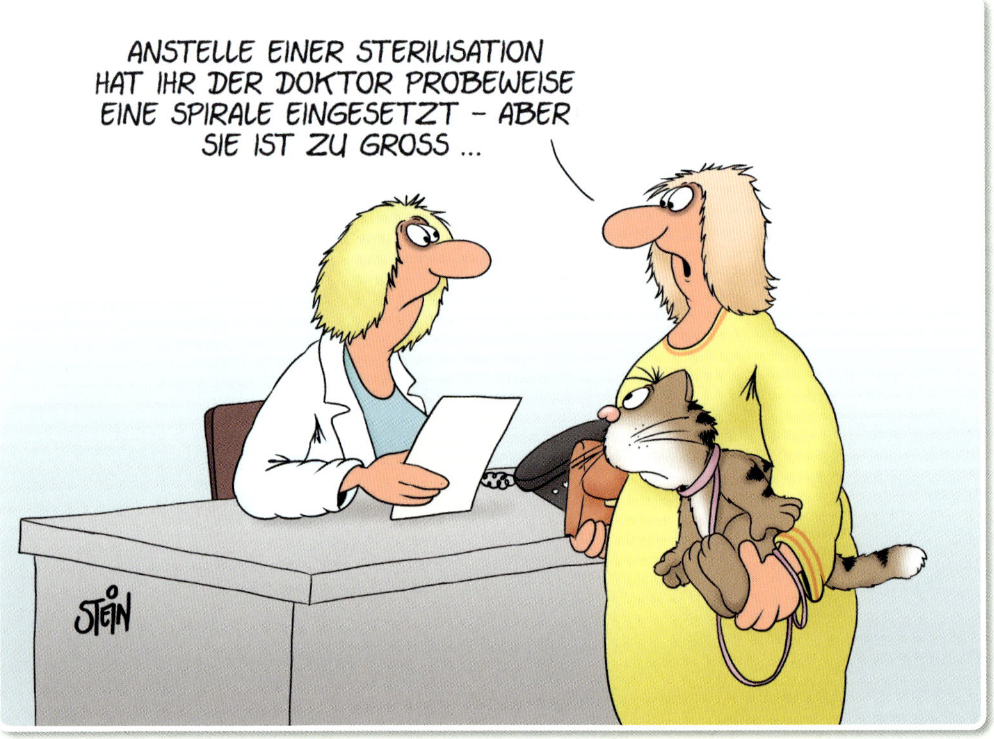
ANSTELLE EINER STERILISATION HAT IHR DER DOKTOR PROBEWEISE EINE SPIRALE EINGESETZT – ABER SIE IST ZU GROSS ...
STEIN

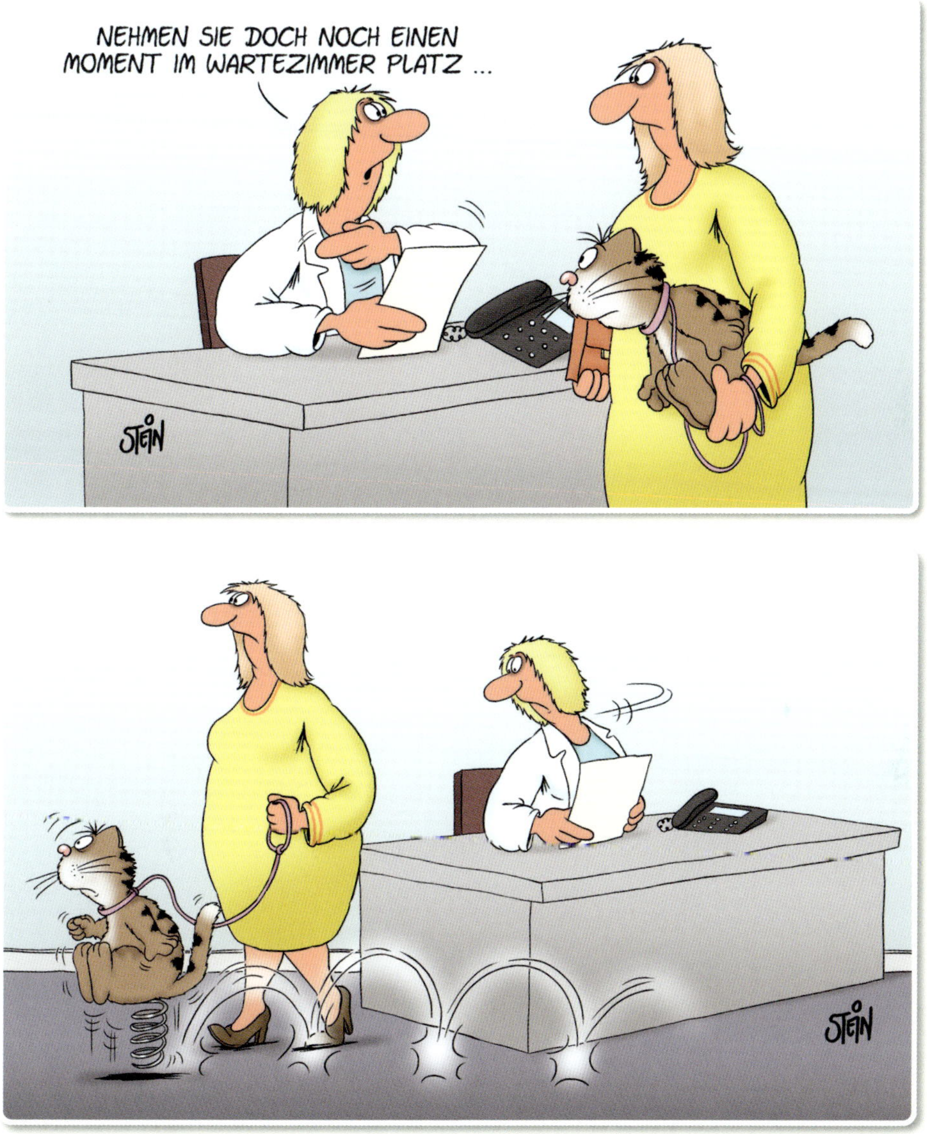
NEHMEN SIE DOCH NOCH EINEN MOMENT IM WARTEZIMMER PLATZ ...
STEIN
STEIN

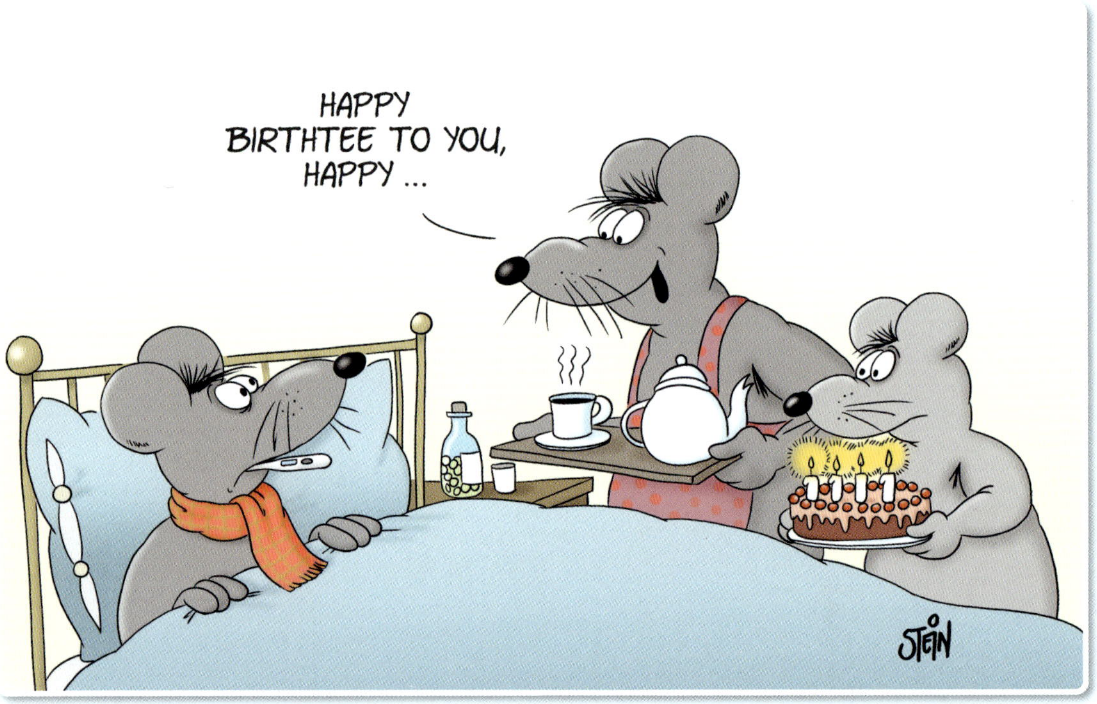
HAPPY
BIRTHTEE TO YOU,
HAPPY ...
STEIN

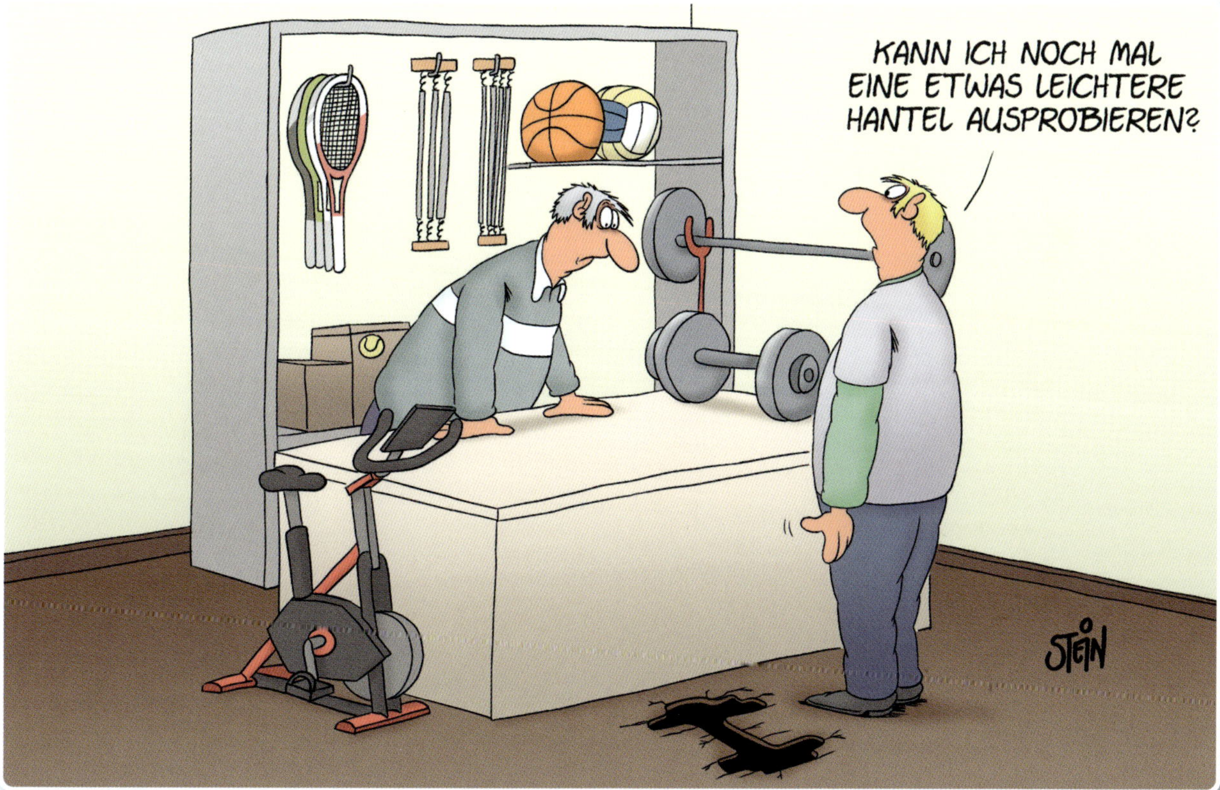
KANN ICH NOCH MAL
EINE ETWAS LEICHTERE
HANTEL AUSPROBIEREN?
STEIN

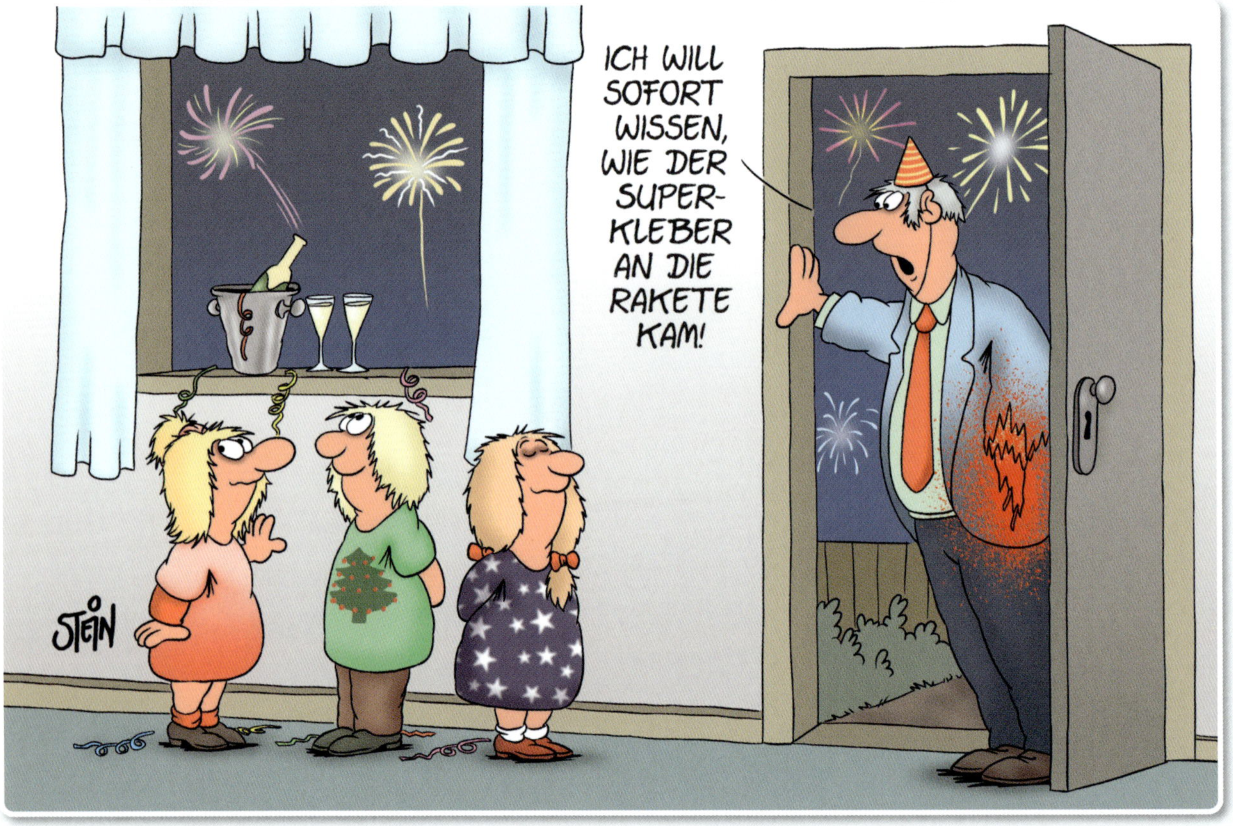
ICH WILL SOFORT WISSEN, WIE DER SUPER-KLEBER AN DIE RAKETE KAM!
STEIN

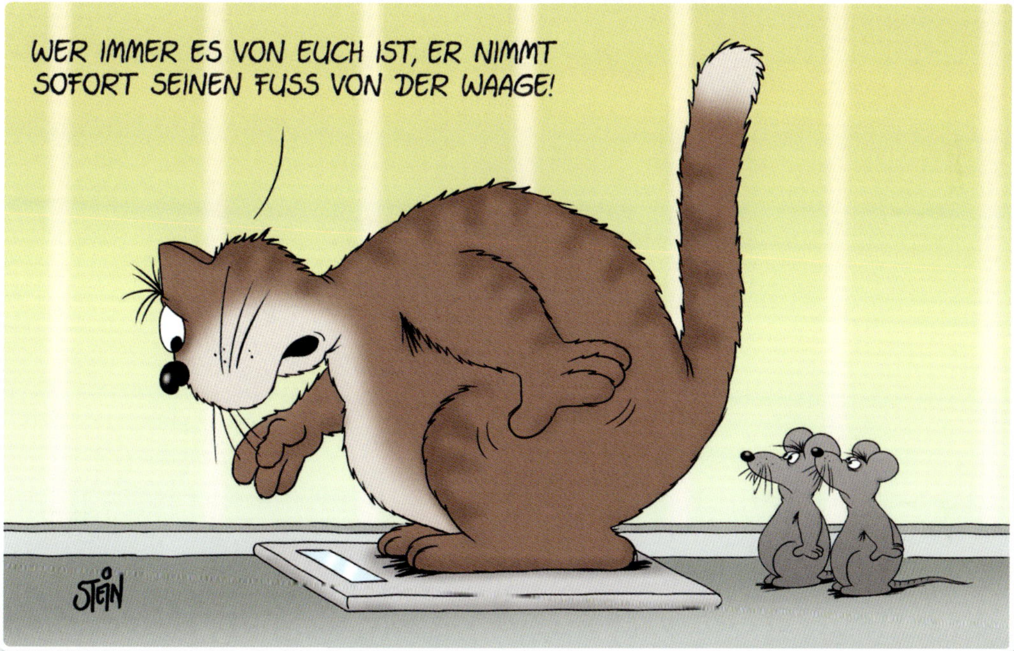
WER IMMER ES VON EUCH IST, ER NIMMT SOFORT SEINEN FUSS VON DER WAAGE!
STEIN

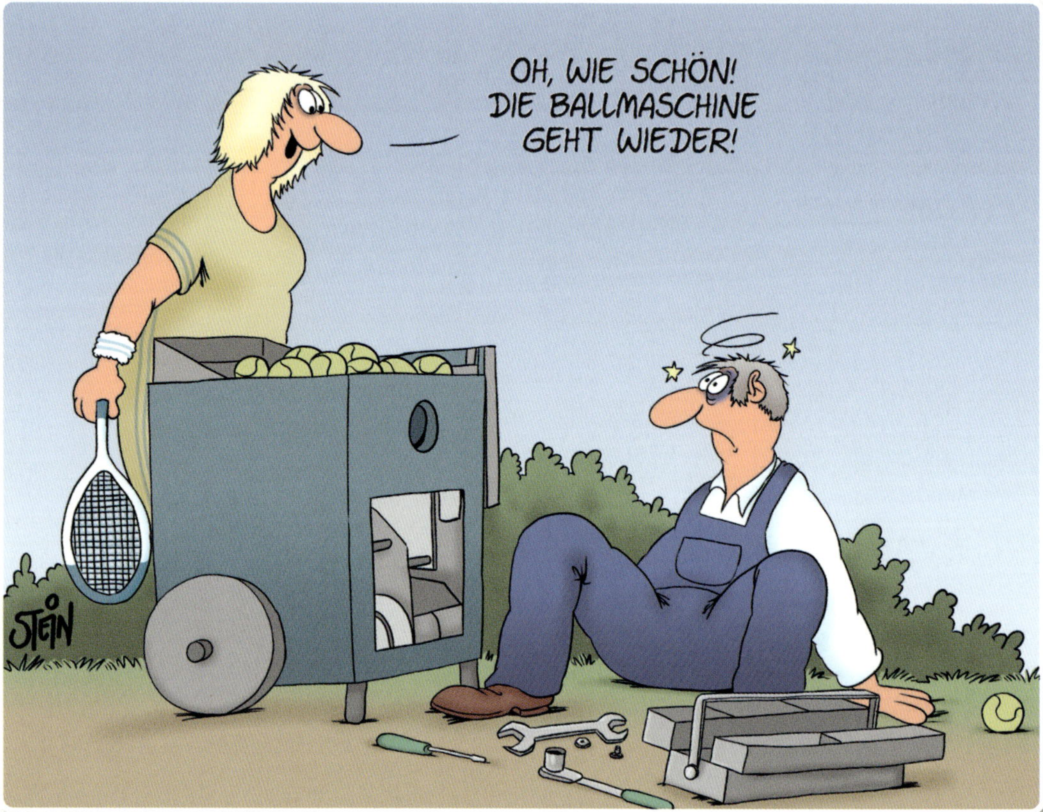
OH, WIE SCHÖN!
DIE BALLMASCHINE
GEHT WIEDER!
STEIN

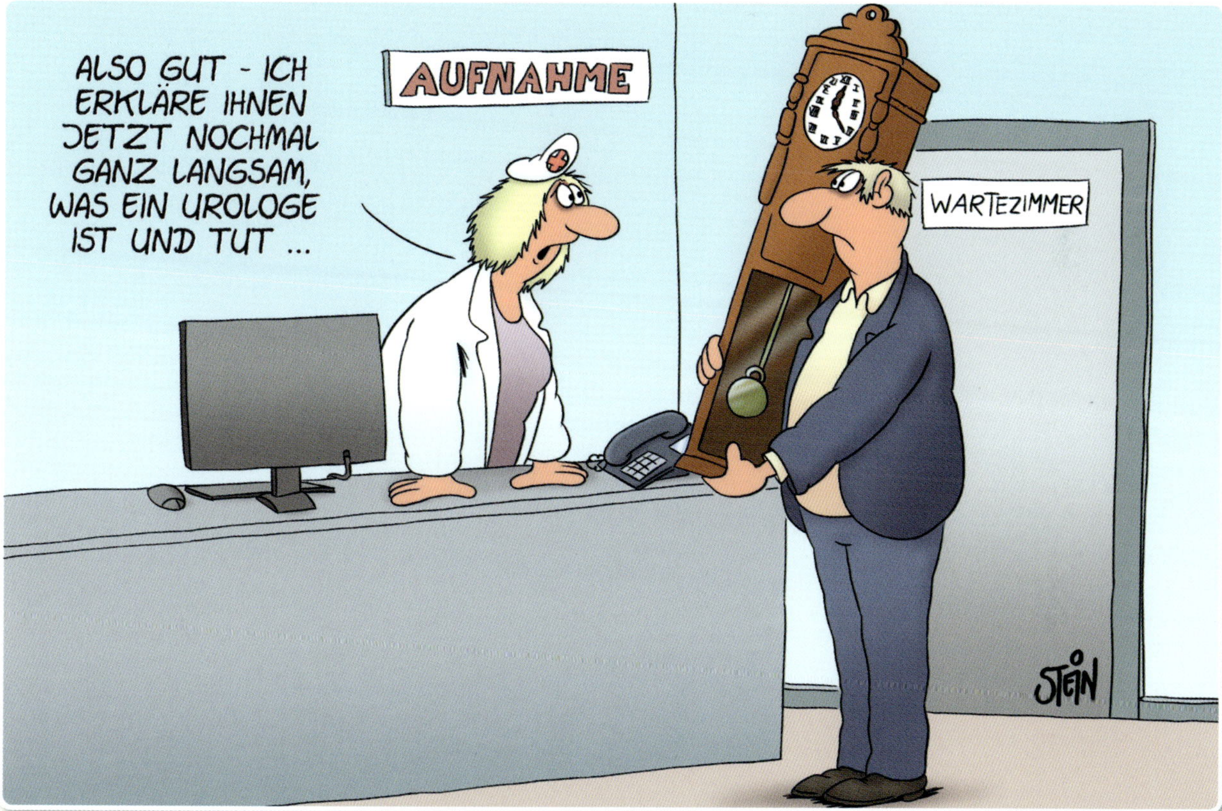
ALSO GUT - ICH ERKLÄRE IHNEN JETZT NOCHMAL GANZ LANGSAM, WAS EIN UROLOGE IST UND TUT ...
AUFNAHME
WARTEZIMMER
STEIN

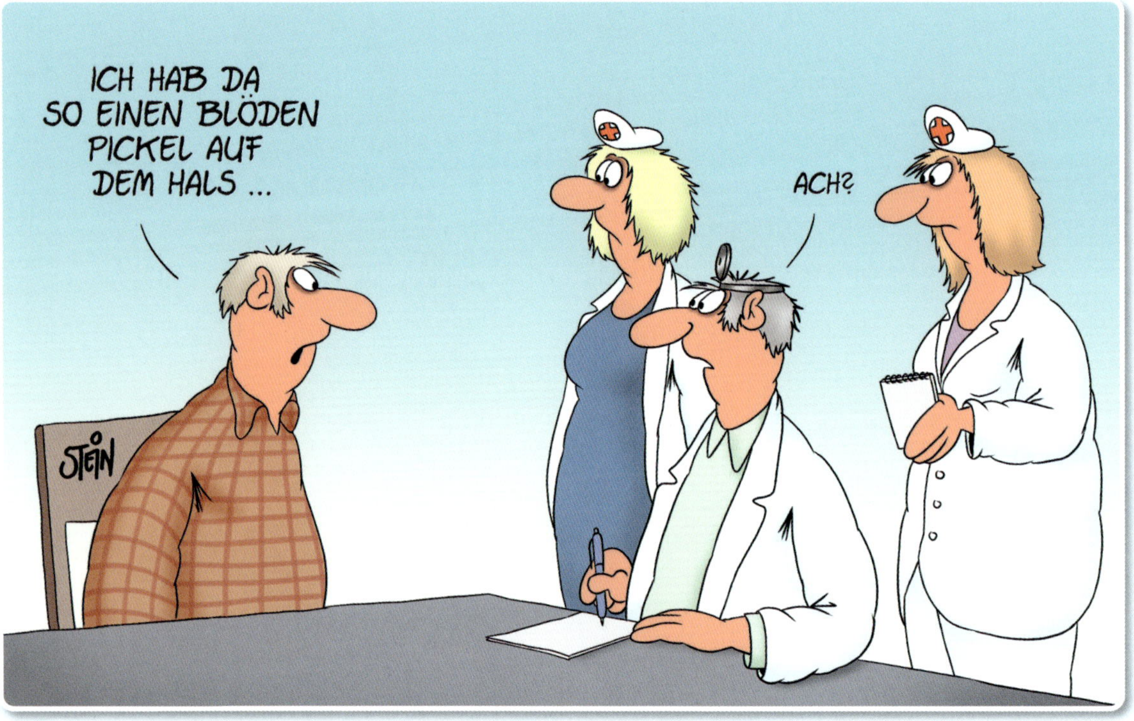

ICH HAB DA SO EINEN BLÖDEN PICKEL AUF DEM HALS ...
ACH?
STEIN

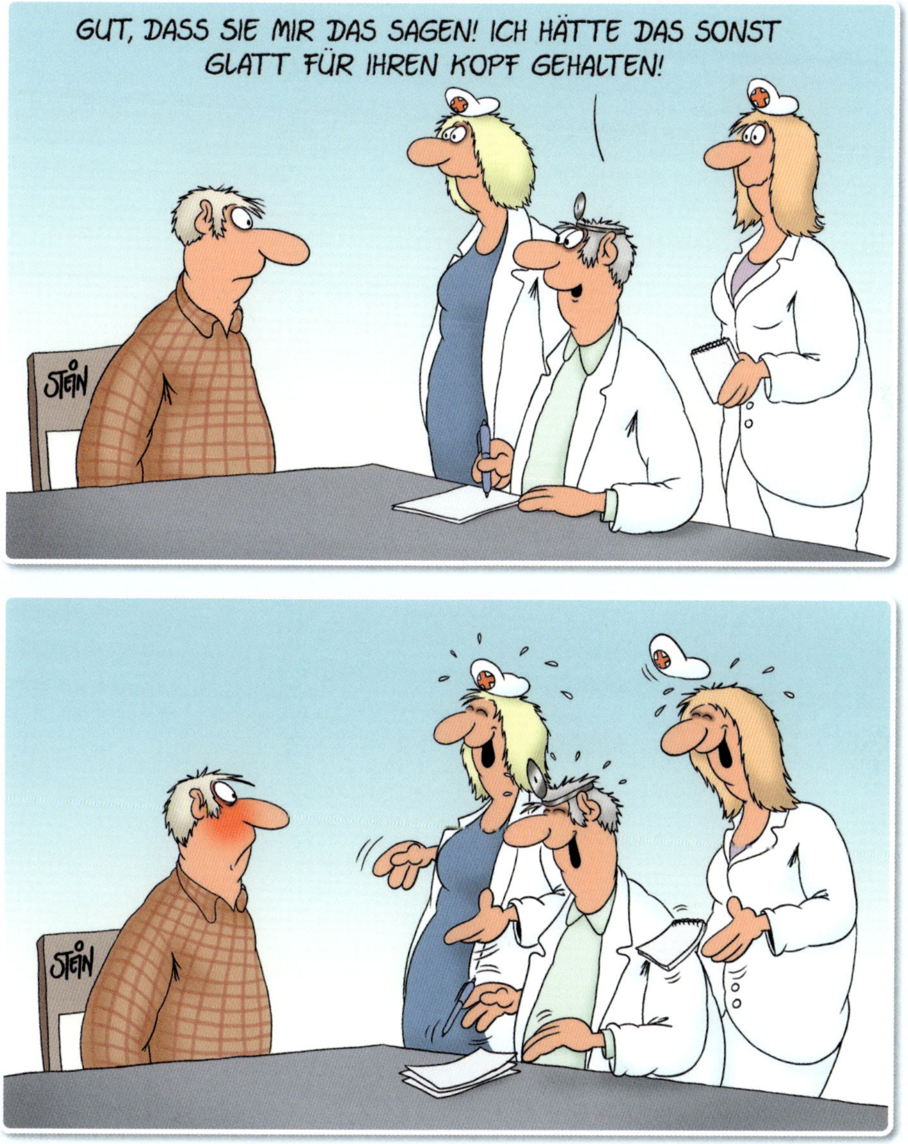
GUT, DASS SIE MIR DAS SAGEN! ICH HÄTTE DAS SONST GLATT FÜR IHREN KOPF GEHALTEN!
STEIN
STEIN

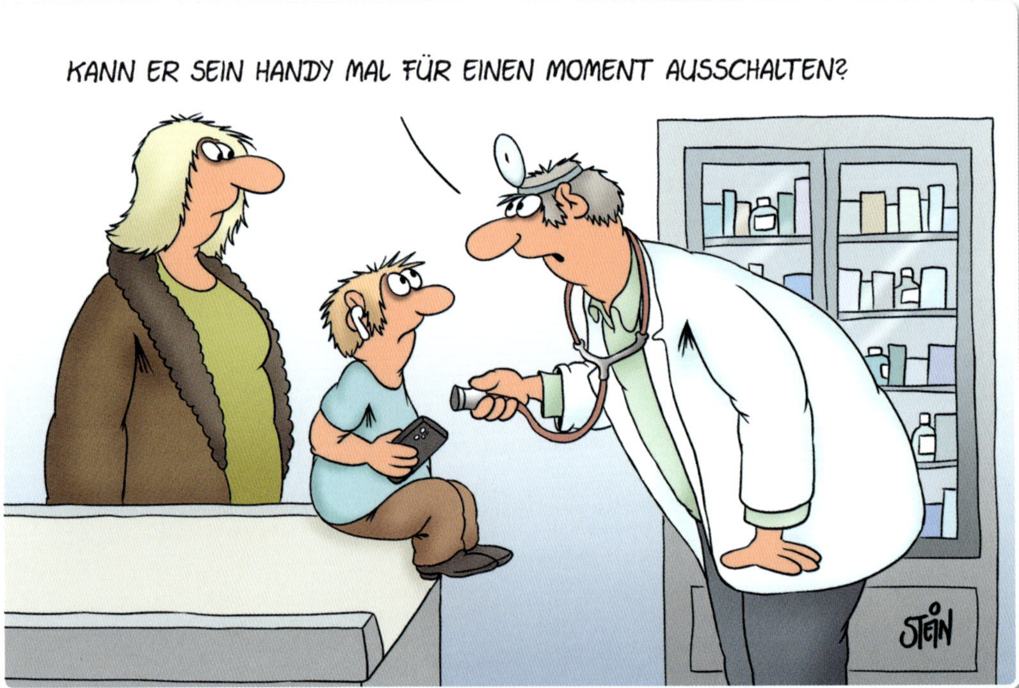
KANN ER SEIN HANDY MAL FÜR EINEN MOMENT AUSSCHALTEN?
STEIN

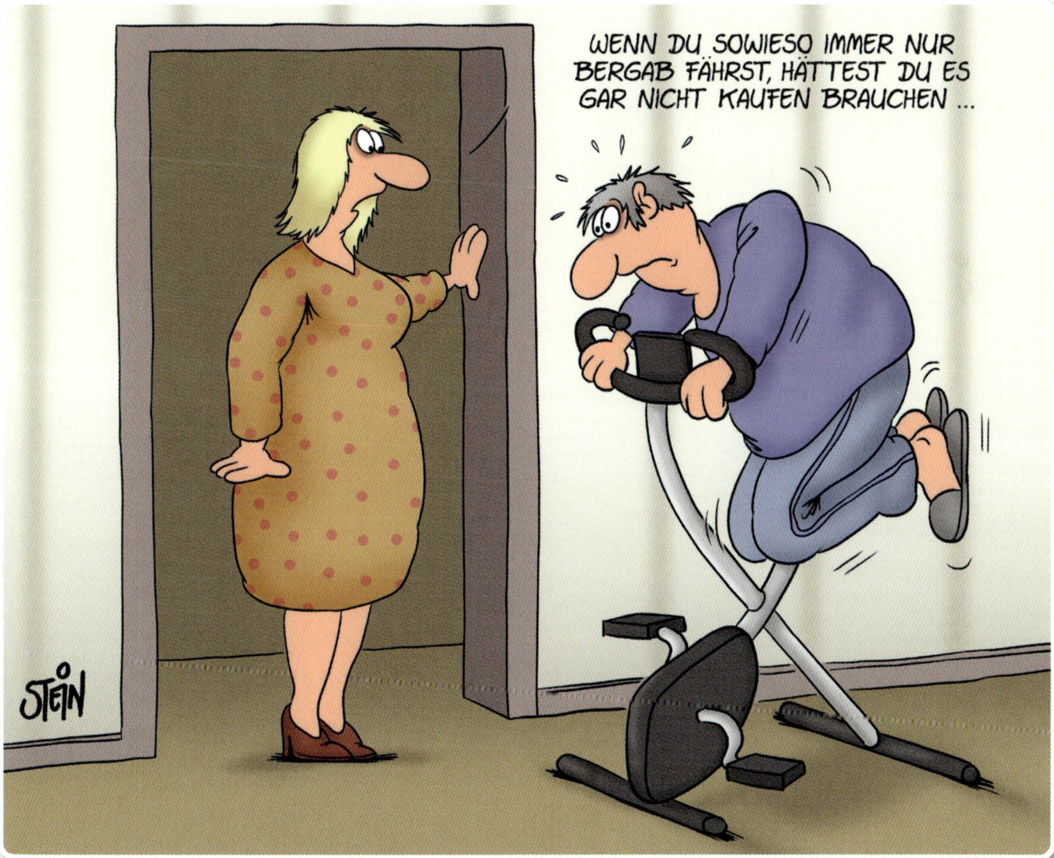
WENN DU SOWIESO IMMER NUR BERGAB FÄHRST, HÄTTEST DU ES GAR NICHT KAUFEN BRAUCHEN ...
STEIN

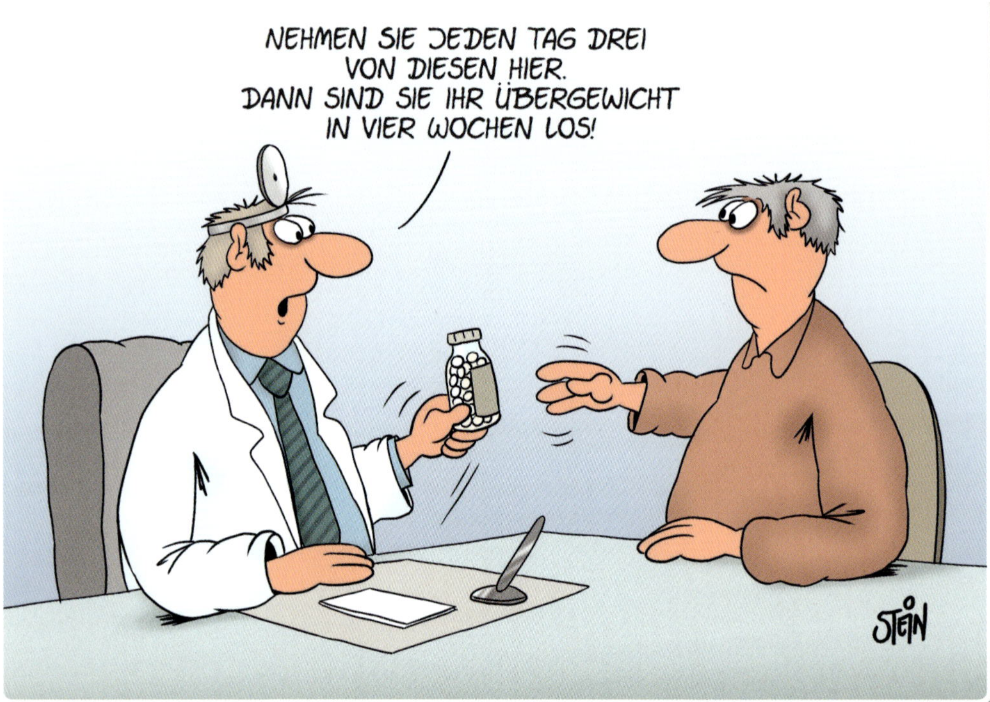
NEHMEN SIE JEDEN TAG DREI VON DIESEN HIER. DANN SIND SIE IHR ÜBERGEWICHT IN VIER WOCHEN LOS!
STEIN

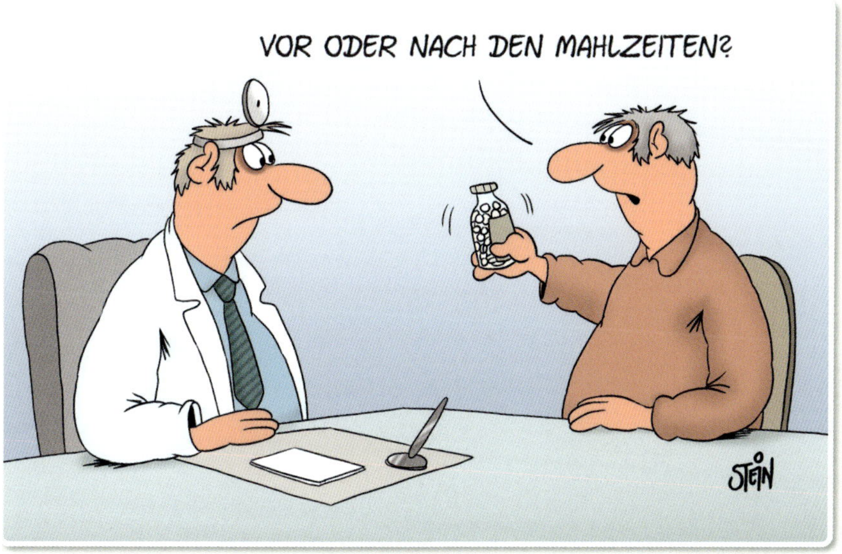
VOR ODER NACH DEN MAHLZEITEN?
STEIN

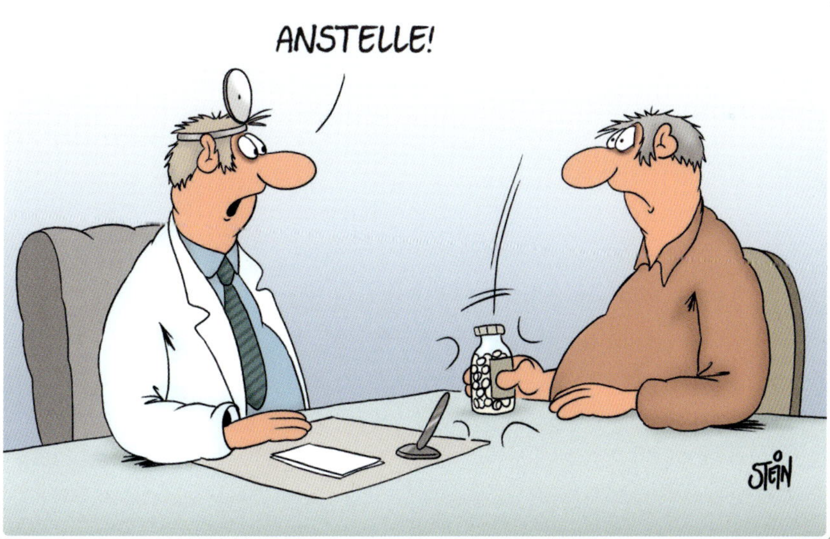
ANSTELLE!
STEIN

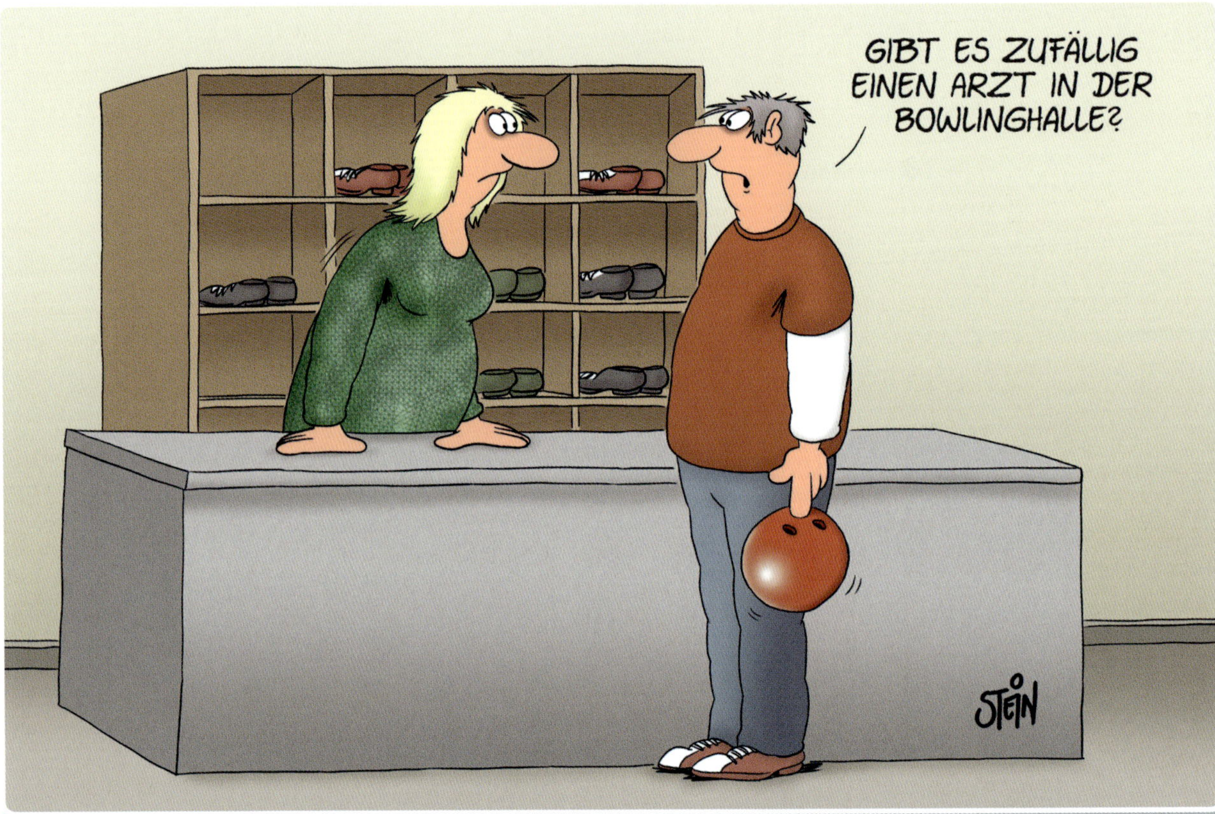
GIBT ES ZUFÄLLIG EINEN ARZT IN DER BOWLINGHALLE?
STEIN

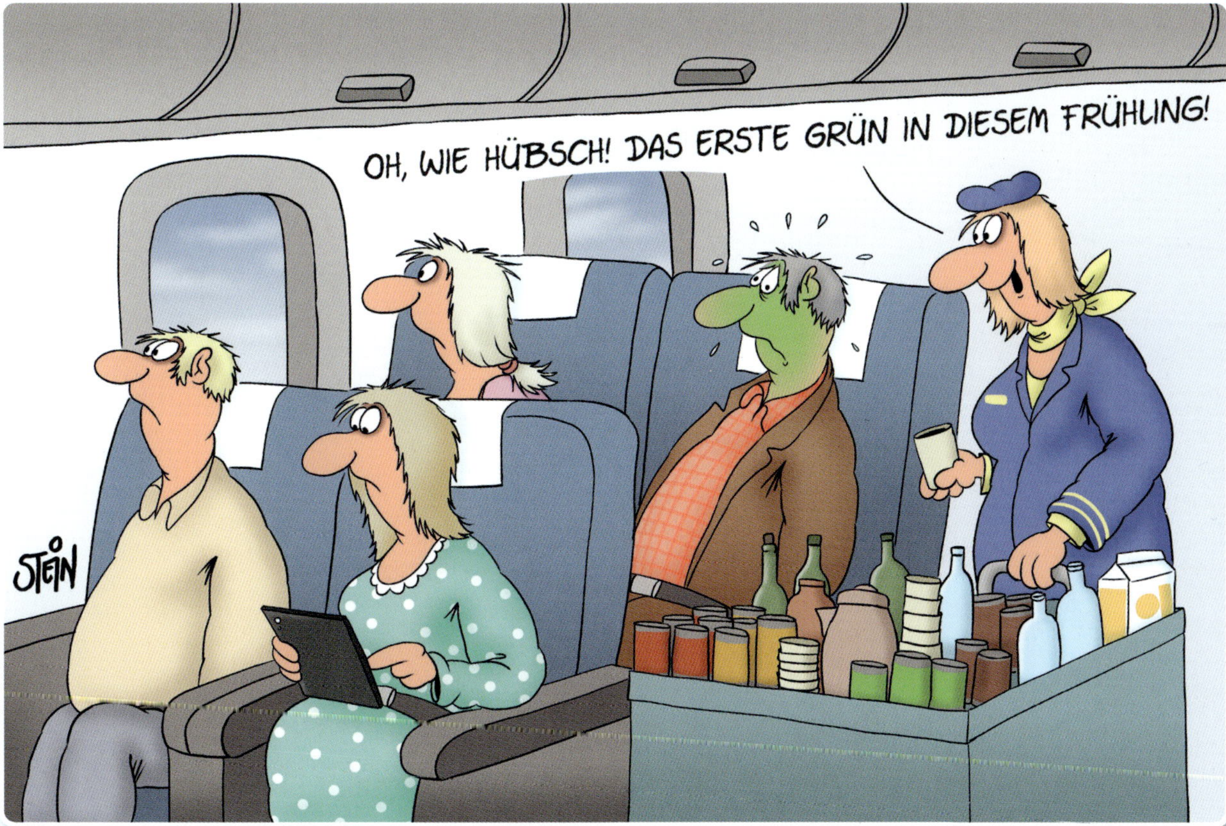
OH, WIE HÜBSCH! DAS ERSTE GRÜN IN DIESEM FRÜHLING!
STEIN

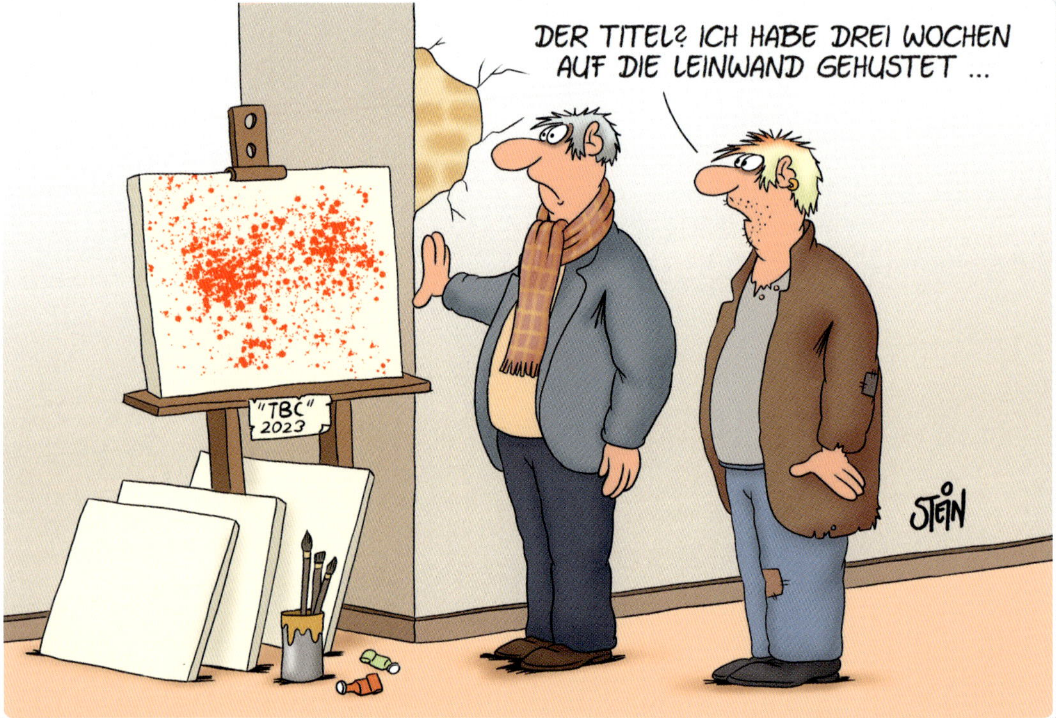
DER TITEL? ICH HABE DREI WOCHEN AUF DIE LEINWAND GEHUSTET ...
"TBC" 2023
STEIN

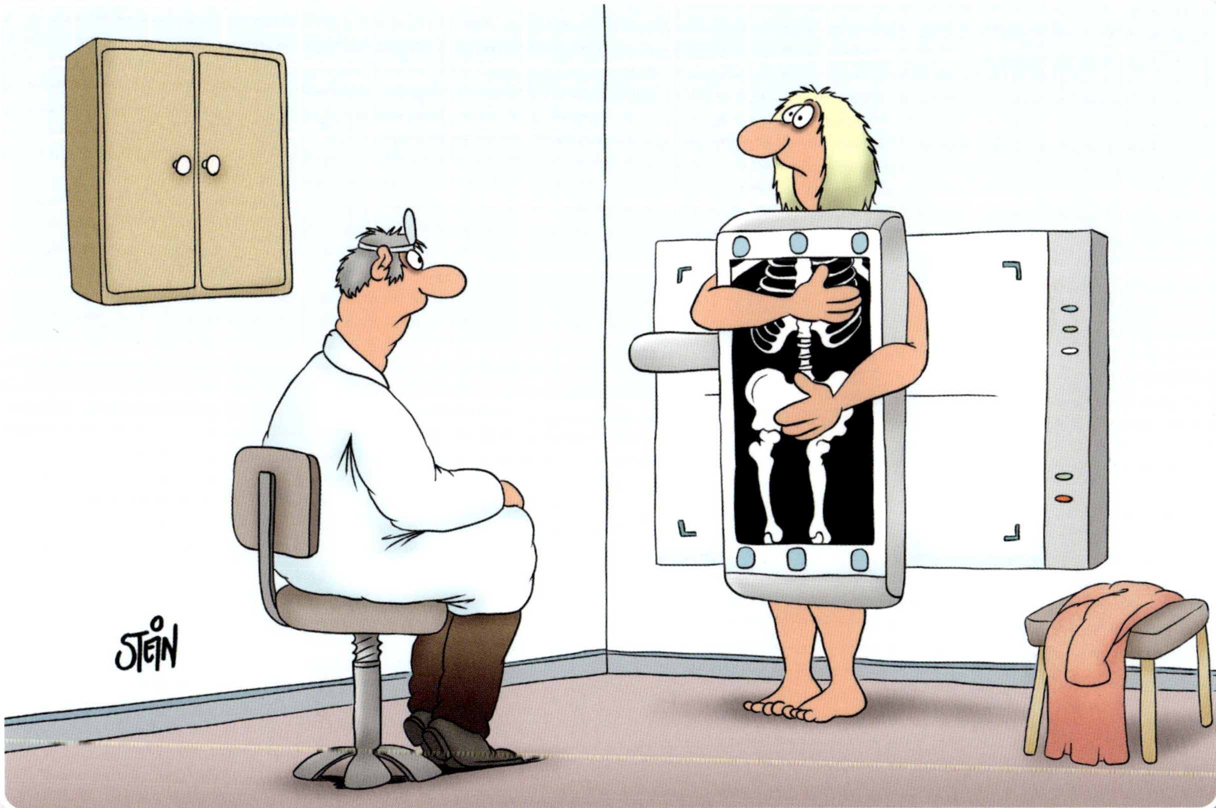
STEIN

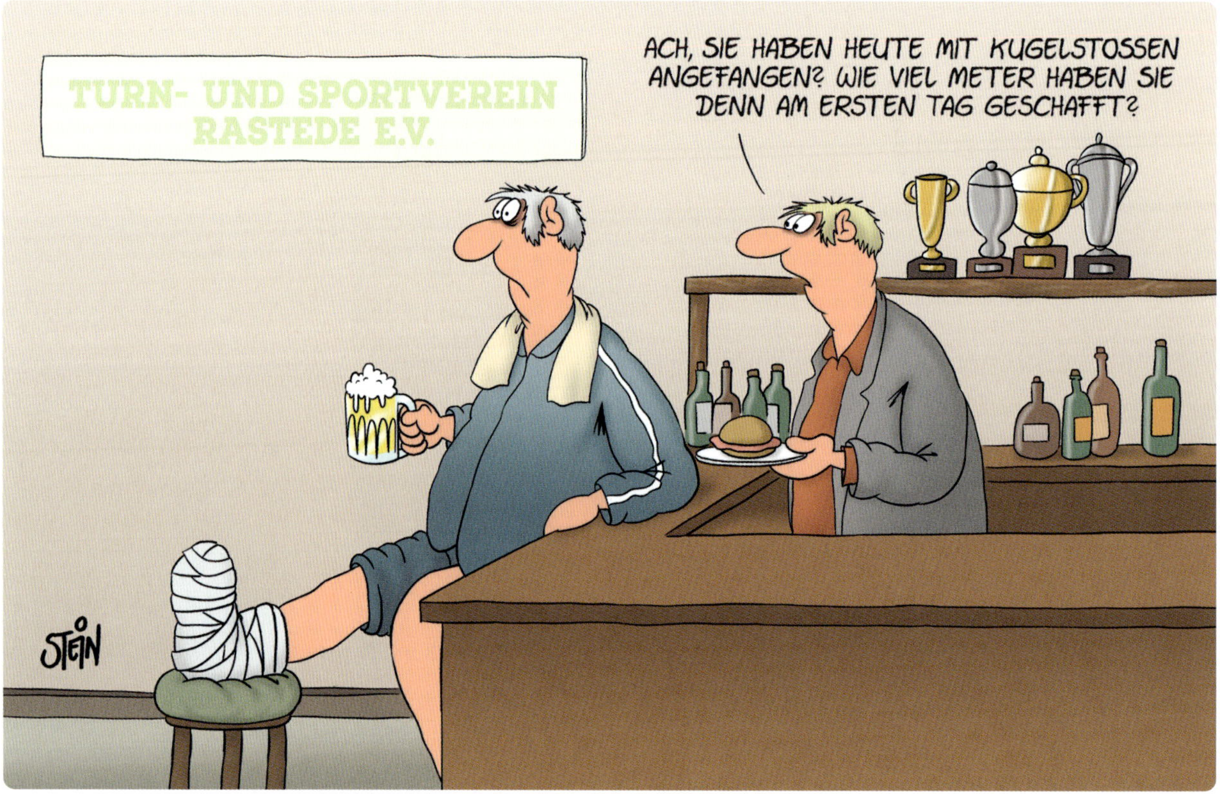
TURN- UND SPORTVEREIN RASTEDE E.V.
ACH, SIE HABEN HEUTE MIT KUGELSTOSSEN ANGEFANGEN? WIE VIEL METER HABEN SIE DENN AM ERSTEN TAG GESCHAFFT?
STEIN

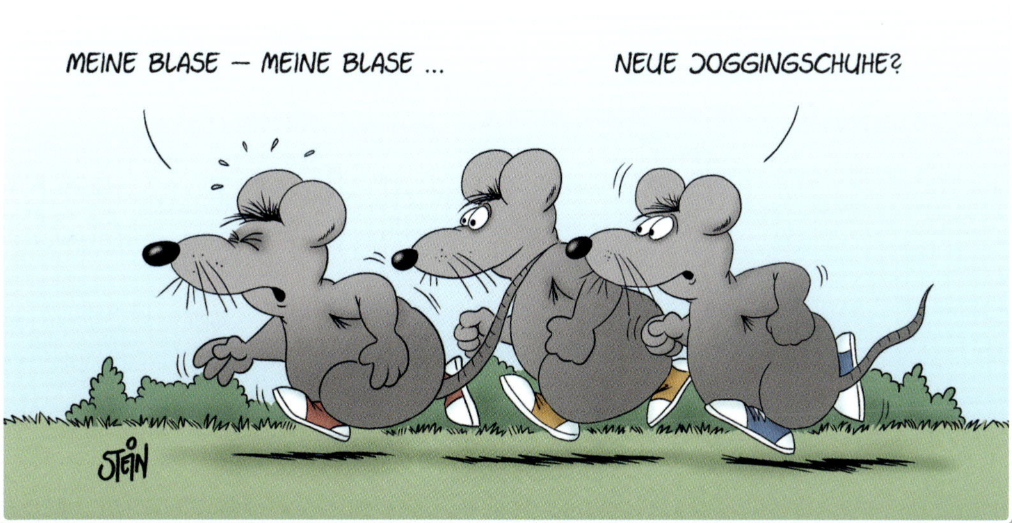
MEINE BLASE – MEINE BLASE ...
NEUE JOGGINGSCHUHE?
STEIN

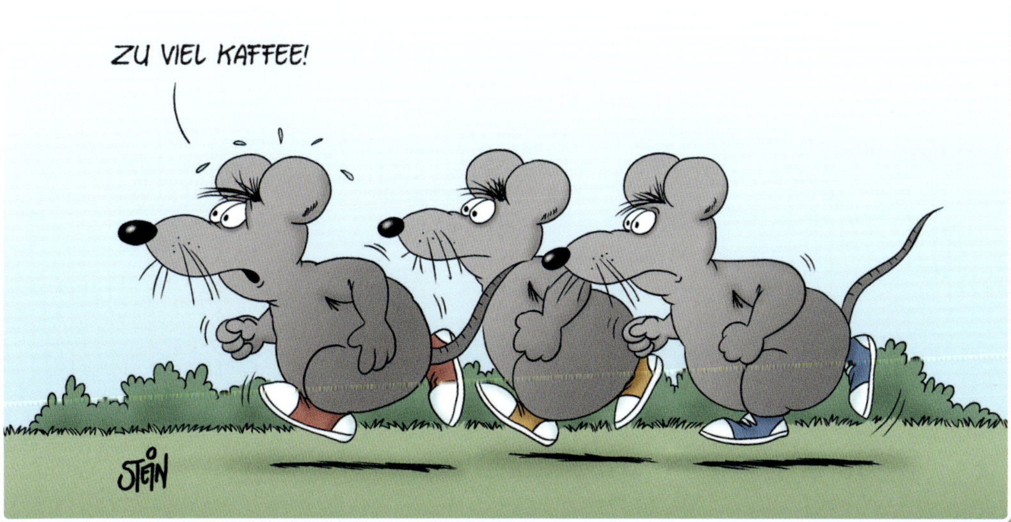
ZU VIEL KAFFEE!
STEIN

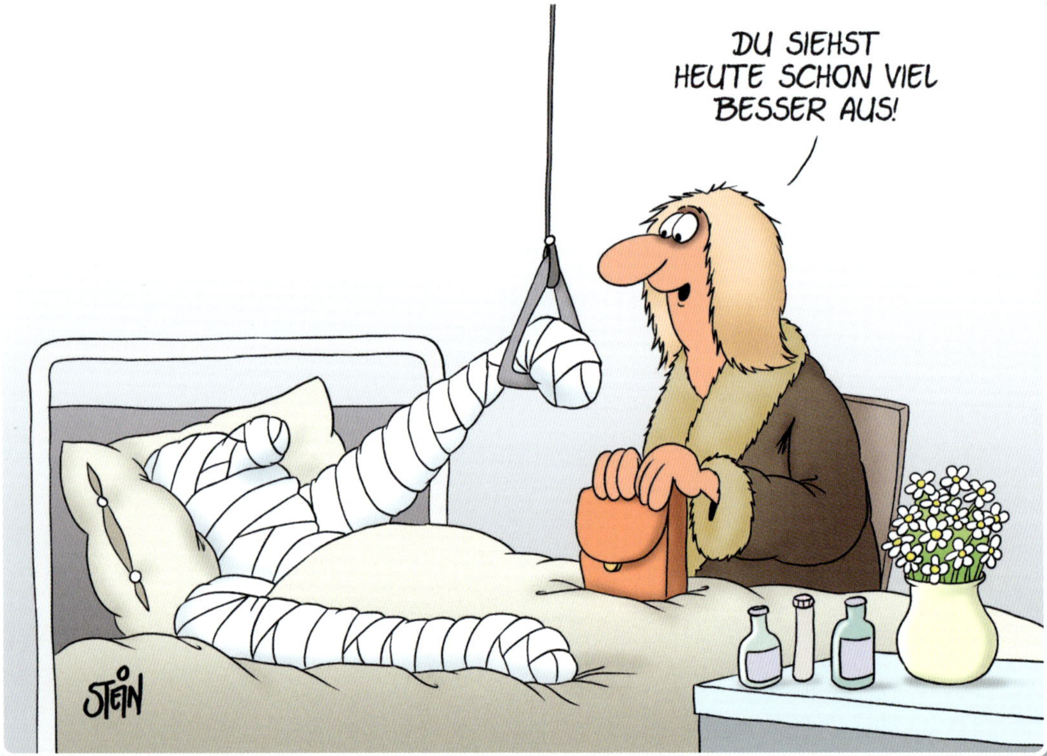
DU SIEHST
HEUTE SCHON VIEL
BESSER AUS!
STEIN